Pilates während der Schwangerschaft und Rückbildung

WO SPORT SPASS MACHT

Pilates

während der Schwangerschaft und Rückbildung

Sabine Boesinger

Meyer & Meyer Verlag

Papier aus nachweislich umweltverträglicher Forstwirtschaft.
Garantiert nicht aus abgeholzten Urwäldern!

Pilates während der Schwangerschaft und Rückbildung

Bibliografische Information der Deutschen Nationalbibliothek
Die Deutsche Nationalbibliothek verzeichnet diese Publikation in der Deutschen Nationalbibliografie; detaillierte bibliografische Details sind im Internet über <http://dnb.d-nb.de> abrufbar.

Auckland, Beirut, Budapest, Cairo, Cape Town, Dubai, Hägendorf,
Indianapolis, Maidenhead, Singapore, Sydney, Tehran, Wien

Member of the World Sport Publishers' Association (WSPA)

Druck und Bindung: B.O.S.S Druck und Medien GmbH
ISBN 978-3-89899-793-5
E-Mail: verlag@m-m-sports.com
www.dersportverlag.de

Inhalt

VORWORT DER AUTORIN

Als Trainerin und Ausbilderin bin ich oft auf das Thema Pilates während der Schwangerschaft angesprochen worden. Viele Trainerinnen waren verunsichert und wollten Informationen über ein angepasstes Training erhalten. Bevor ich selbst schwanger wurde, beschränkten sich die Tipps, die ich ihnen geben konnte, nur auf allgemeine Richtlinien und Bewegungsausführungen, die ich mit schwangeren Teilnehmerinnen erarbeitet hatte. Ein tieferes Verständnis fehlte mir allerdings bis zu meiner eigenen Schwangerschaft. Erst dann erlebte ich die gravierenden Veränderungen an mir selbst und konnte mich dadurch auch besser in die Befindlichkeiten von werdenden Müttern einfühlen. Mir wurde bewusst, wie stark deshalb das Pilates-Training abgewandelt werden musste, um ein sicheres Training zu gewährleisten. Zudem wurde mir klar, dass die einzelnen Trimester durch die unterschiedlichen Voraussetzungen ein darauf abgestimmtes Programm erfordern. Das Programm erhält dadurch auch eine ganz andere Qualität und bietet die Möglichkeit, eine sanfte Geburt gut vorzubereiten.

Allen Schwangeren, denen ich mit diesem Buch Tipps und Ideen für eine bewegte und mobile Zeit geben möchte, wünsche ich eine wundervolle Zeit mit ihren Ungeborenen, eine aktive Geburt und ein harmonisches Zusammenfinden als neue Einheit von Mutter und Kind.

Hinweis zur Verwendung dieses Buches

Dies Buch ist im Bestreben entstanden, Trainerinnen Anregungen und Ideen für ihren Unterricht zu geben. Die einzelnen Trimester der Schwangerschaft und deren jeweilige Besonderheiten werden vorgestellt und ein entsprechendes Übungsprogramm vorgeschlagen. Ein weiteres Thema ist im Anschluss die Rückbildung und der sichere Wiedereinstieg in sportliche Aktivitäten. Im Anhang sind alle Übungen in einem Register zusammengefasst.

Es ersetzt keine Einführung in das komplexe Pilates-Training und wenn Sie sich als interessierte Schwangere dieses Buch gekauft haben, würde ich Ihnen ans Herz legen, sich gleichzeitig eine fachkundige Trainerin oder Kursleiterin zu suchen, die Ihnen die Übungen erläutert, Sie begleitet und gegebenenfalls korrigiert, damit Sie diese Übungen sicher zu Hause umsetzen können. Eine Gewährleistung kann die Autorin nicht übernehmen und rät dazu, vor Trainingsbeginn den/die Facharzt/-ärztin mit einzubeziehen.

Danksagung

Der Dank geht an meine Teilnehmerinnen, mit denen ich vieles erleben und ausprobieren durfte und so viele Anregungen und Ideen entstanden sind. Besonderer Dank an meine Familie für ihre Unterstützung und Rückhalt und meine Tochter, die dieses Buch erst möglich werden ließ. Danke an Silke Warm von nipala functional sportswear für die tolle Bekleidung und Location, Dagrun Trainer für den Spaß bei den Aufnahmen, und dem Meyer & Meyer Verlag für die angenehme Zusammenarbeit während des Projekts und meiner Kollegin Anke Haberlandt für die konstruktive Kritik.

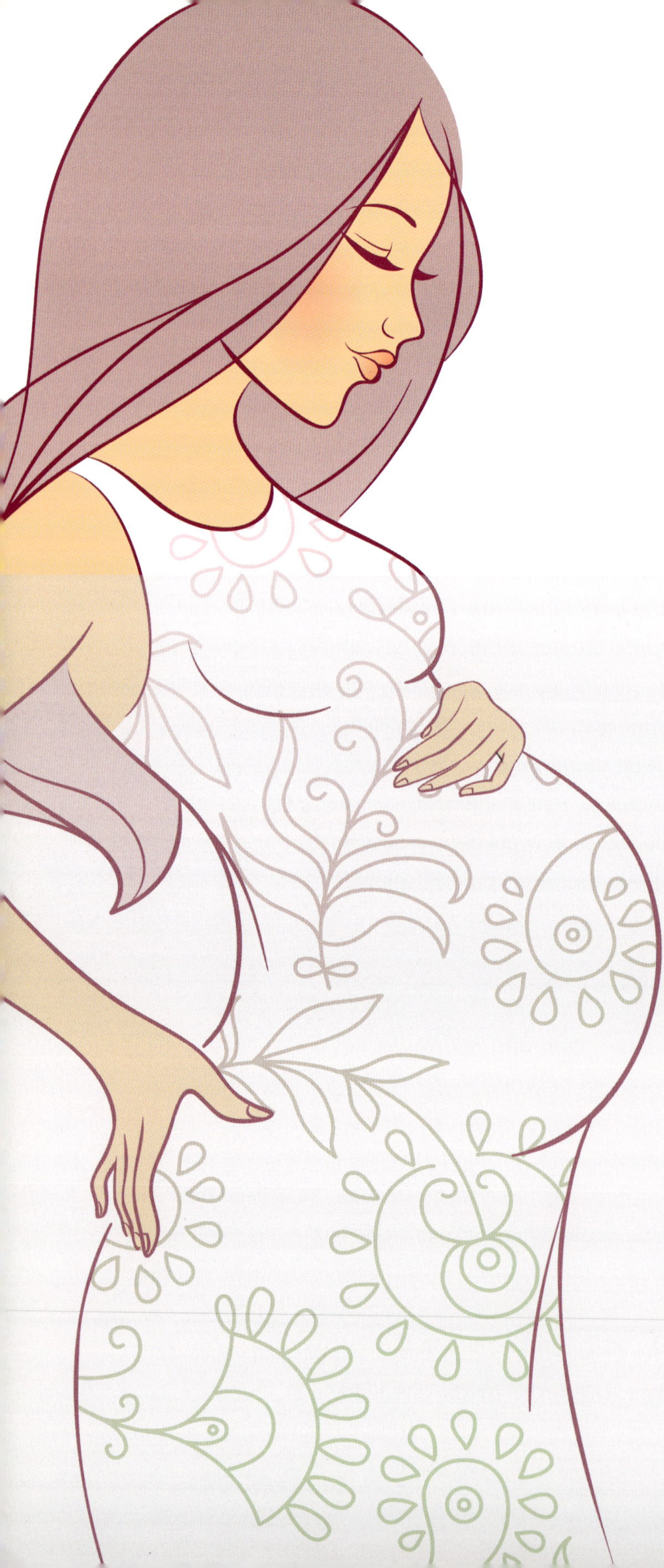

KAPITEL 1

Kapitel 1

EINLEITUNG: WICHTIGE HINWEISE VOR BEGINN DES TRAININGS

Pilates ist ein wunderbares Training, welches sich ganz gezielt auf individuelle Ansprüche oder Gegebenheiten anpassen lässt. Gerade während der Schwangerschaft beschäftigen sich die Frauen besonders mit ihrem Körper und den Veränderungen, die eine Schwangerschaft mit sich bringt. Viele sind schon vorher aktiv und möchten es auch während dieser Zeit sein, andere nehmen die Schwangerschaft zum Anlass, nun ganz bewusst etwas für den Körper tun zu wollen.

Häufig entsteht dabei auch eine Unsicherheit, die durch mangelnde Informationsmöglichkeiten oder veraltete Denkmuster unterstützt wird. Grundsätzlich ist klar, dass Schwangerschaft keine Krankheit ist und sportliche Aktivität immer von Vorteil während und auch besonders für die Zeit nach der Geburt sein kann. Es kommt dabei allerdings auch auf die richtige Intensität und die Begleitung an. So kann Rückenbeschwerden und Beckenbodenschwäche vorgebeugt werden und die Mobilität bleibt während dieser Zeit erhalten.

Es gibt jedoch einige Einschränkungen, die von Trainerinnen berücksichtigt werden sollten, wenn sie eine offene Pilates-Stunde mit einer größeren Teilnehmerzahl anbieten. Gerade im ersten Trimester, wenn die Schwangerschaft noch nicht sichtbar ist, können äußere Faktoren einen Abort begünstigen. Dazu zählt z. B. auch überambitioniertes Training mit einer erhöhten Bauchspannung und angehaltener Atmung. Dies kann ganz besonders dann auftreten, wenn die Schwangere bisher andere Sportarten betrieben hat und jetzt nach Eintritt der Schwangerschaft zu „sanfteren" Sportarten wechseln möchte.

Kontraindikationen

In dieser Zeit kann es sein, dass sich der Embryo noch nicht ganz eingenistet hat und durch den verstärkten Intraabdominaldruck kann eine Fehlgeburt begünstigt werden. Die Verantwortung trägt allein die Schwangere. Sie sollte daher unbedingt darauf hingewiesen werden!

Weitere Kontraindikationen sind:

- Risikoschwangerschaften
- Mehrlingsschwangerschaften
- Frühere Fehlgeburten
- Vorzeitige Wehen
- Schwäche des Muttermundes
- Ungewöhnliche Lage der Plazenta
- Zwischenblutungen
- Harter Bauch
- Verminderte Kindsbewegungen
- Steißlage
- Diabetes mellitus (Schwangerschaftsdiabetes)
- Gestose (Schwangerschaftsvergiftung, tritt häufig erst nach der 20. Woche auf)
- Medikamentös eingestellter Bluthochdruck

Grundsätzlich sollte das Pilates-Training so ausgerichtet sein, dass die Schwangere die Möglichkeit hat, auch während des Trainings auf Signale des Körpers zu horchen. In diesem Buch wird bewusst darauf verzichtet, eine bestimmte Anzahl an Wiederholungen zu empfehlen. Alle Übungen werden nur so oft durchgeführt, wie eine korrekte und sichere Umsetzung möglich ist. Dies kann bei den Übungen stark variieren. Manchmal sind es vielleicht nur zwei Wiederholungen, mal mehr. Allerdings ist darauf zu achten, dass das Training ausgewogen bleibt und die Anforderungen durch die Übungen sich gut ergänzen.

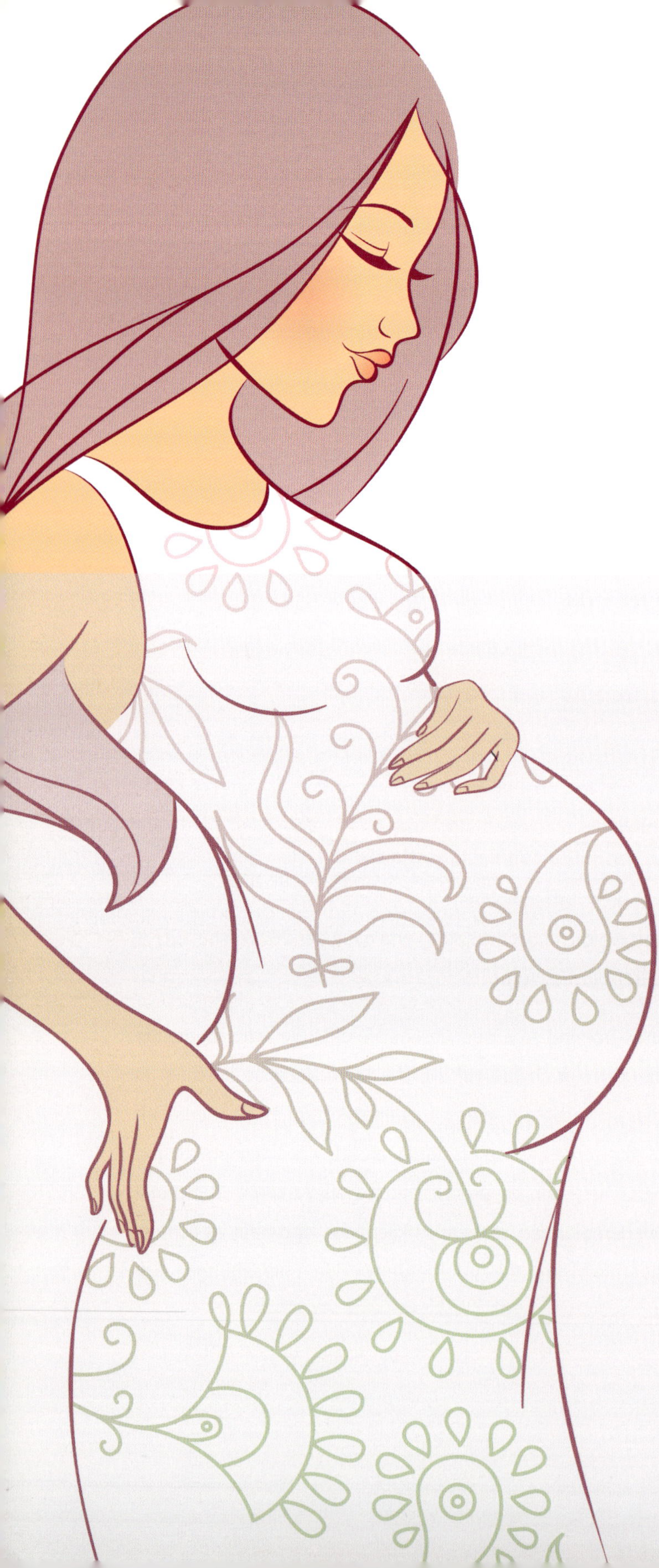

KAPITEL 2

Kapitel 2

PILATES-BASICS UND -PRINZIPIEN

Joseph Hubertus Pilates hat zu Beginn des letzten Jahrhunderts ein visionäres Trainingsprogramm kreiert, in dem er als einer der Ersten berücksichtigt hat, dass Körper und Geist eine Einheit sind und der Atem das verbindende Element ist. Die Pilates-Prinzipien, die er entwickelt hat, helfen den Übenden dabei, das komplexe Training durchzuführen. Je nach Pilates-Tradition gibt es unterschiedliche Bezeichnungen für diese Prinzipien. In diesem Buch finden Sie eine Zusammenstellung, die Ihnen hilft, einen optimalen Einstieg in das Training zu finden.

Entspannung

Dieses Prinzip steht hier an erster Stelle, denn nur eine ausreichende Lockerheit gewährleistet die nötige Voraussetzung für die Übungen. Entspannung ist gleichzusetzen mit Freiheit der Gelenke, Lockerheit in der Muskulatur und einem ruhigen Geist, der in der Lage ist, sich auf Übungen einzustellen. Wie Sie diese Entspannung erreichen können, erfahren Sie auf den Seiten 48ff. mit den vorbereitenden Übungen.

Die Vorteile daraus sind:

- raus aus dem Alltag
- rein in die Bewegung
- eine verbesserte Körperwahrnehmung
- Aktivierung des vegetativen Nervensystems
- verhindert Überforderung
- lässt Genießen zu

Tipp für die Trainerin

Sorgen Sie für einen ausreichend großen Zeitraum zu Anfang der Trainingsstunde, um eine Lockerheit und Leichtigkeit der Bewegungen zu gewährleisten. Dies kann durch eine sanfte Mobilisation (s. Seite 57), Körperwahrnehmung (s. Seite 49) Atemwahrnehmung (s. Seite 48) Massageübungen (s. Seite 173) unterstützt werden. Sorgen Sie für eine angenehme Atmosphäre und berücksichtigen Sie die generellen Tipps für Pilates-Stunden.

Tipp für die Schwangere

Achten Sie vor Beginn des Trainings auf Ihre aktuelle Befindlichkeit. Spüren Sie für einen Moment hinein. Auch wenn Sie noch ganz am Anfang Ihrer Schwangerschaft stehen sollten, nehmen Sie Kontakt zu Ihrem Kind auf und erklären Sie, was Sie tun möchten. Bitten Sie Ihren Körper, Sie auf jede Überforderung aufmerksam zu machen und lauschen Sie auf die Signale Ihres Körpers.

Geben Sie sich immer, gleichgültig, wie kurz die Übungssequenz sein sollte, genügend Zeit, um sich auf das Training mental vorzubereiten. Nur so ist ein effektives und sicheres Training garantiert.

Konzentration

Qualität steht immer vor Quantität. Durch eine ruhige und konzentrierte Ausführung der Bewegung entsteht ein hohes Maß an Bewegungsqualität. Zu Anfang werden die Bewegungssequenzen daher vielleicht nur kurz sein. Erst im Laufe eines Kurses lernen viele Teilnehmerinnen, sich auch über einen längeren Zeitraum bewusst auf eine Bewegungsausführung zu konzentrieren, ohne in Automatismen zu verfallen. Sie stellen manchmal mit Erstaunen fest, wie schnell die Gedanken abschweifen. Das Üben der Konzentration hat einen allgemein guten Effekt, der sich auch im Alltag bemerkbar machen kann.

Die Vorteile daraus:

- Präzision verbessert Bewegungsqualität
- verhindert Überforderung
- verhindert Verletzung
- schult allgemeine Konzentrationsfähigkeit
- mentale Stärke entwickelt sich

Tipp für die Trainerin

Ermutigen Sie Ihre Teilnehmerinnen, sich einen Moment Zeit zu nehmen, bevor sie in die Übungen einsteigen, damit sie ganz bewusst die erforderliche Spannung aufbauen und gleichzeitig alle andere Strukturen locker lassen können.

Fordern Sie sie auf, schon nach kurzer Zeit eine Pause zu machen und zu überprüfen, ob alle Prinzipien berücksichtigt werden konnten. Bremsen Sie dabei auch übereifrige werdende Mütter und weisen Sie auf die Wichtigkeit der Präzision hin.

Tipp für die Schwangere

Nutzen Sie die Einatmung vor Beginn der Aktivierung der Grundspannung, um sich auf die Übung zu konzentrieren und gehen dann erst in die Übung. Beginnen Sie mit einer niedrigen Wiederholungszahl, damit Sie in der Lage sind, währenddessen alle Prinzipien zu berücksichtigen. Gönnen Sie sich dazwischen kurze Pausen, um durchzuatmen, zu mobilisieren und sich dann neu auf eine Übung einzustellen. Im Laufe der Zeit werden Sie feststellen, dass Sie sich immer besser auch auf längere Übungssequenzen konzentrieren können und dabei immer noch ein Gefühl von Lockerheit haben.

Kontrolle

Mit *Kontrolle* ist einerseits die Ansteuerung der intra- und intermuskulären Strukturen gemeint, andererseits steht dabei ganz besonders die kontrollierte Aktivierung des Powerhauses (s. Seite 40) im Vordergrund. Nur durch eine gezielte Ansteuerung der an einer Bewegung beteiligten Muskeln mit gleichzeitiger Lockerheit der anderen, unbeteiligten Muskeln entwickelt sich eine Ökonomie der Bewegung. Der Körper lernt dabei, gezielt seine Kraft einzuteilen und einzusetzen. Pilates hat sein Training selbst „Contrology" (Kunst der Kontrolllogie) genannt. Er war davon überzeugt, dass der Geist den Körper formt und kontrollieren kann. In modernen Trainingsformen des Pilates wird dabei auch immer die Kontrolle der Rumpfspannung in den Vordergrund gestellt.

Die Vorteile daraus:

- größere Bewegungsqualität
- Schulung des Körpergefühls
- Schulung des Körpergedächtnisses

- Auflösung von Haltungsfehlern
- Auflösung von Haltungs- und Bewegungsmustern

Besonderheit in der Schwangerschaft

Der Aktivierung des Powerhouses sollte während der Schwangerschaft ganz besondere Aufmerksamkeit geschenkt werden. Ein zu großer Einsatz der Bauchmuskeln kann sich ungünstig auf das Kind und auf das Wohlbefinden der Mutter auswirken. Daher ist es besonders empfehlenswert, beim Erlernen der Grundspannung den Beckenboden gezielt zu aktivieren und die schrägen und queren Bauchmuskeln nur sanft anzuspannen.

Nach neuesten Studien spricht nichts dagegen, die geraden Bauchmuskeln statisch zu aktivieren, was bei den Pilates-Übungen auch immer in einem gewissen Maße erforderlich ist. Starke Kontraktion, wie bei einem technisch unsauberen Roll-up, sollten jedoch vermieden werden.

Konsequenzen für die Praxis:

- mit möglichst viel Bodenkontakt arbeiten
- auf labile Unterlagen verzichten, da diese automatisch zu einer höheren Grundspannung führen
- nur mit kleinen Hebeln arbeiten
- viele Pausen zwischen den Übungen einlegen
- der Kopf bleibt in Rückenlage immer abgelegt
- in Rückenlage wird nur die neutrale Wirbelsäulenausrichtung eingenommen und auf die C-Kurve verzichtet, um einer Aktivierung des geraden Bauchmuskels entgegenzuwirken. Die geraden Bauchmuskeln sollten ab dem sechsten Monat generell nicht mehr angespannt werden, da sich diese zu diesem Zeitpunkt auch schon geteilt haben und ein Abstand entsteht (Rektusdiastase, s. Seite 173 Kap. 10 „Rückbildung")

Bewegungsfluss

Eine Harmonie in der Bewegung kann sich entwickeln, wenn die Übung verstanden wurde und beherrscht wird. Die Übende kann sie leicht und flüssig umsetzen und ein Gefühl der Geschmeidigkeit entsteht. Dabei sind Bewegung und Atmung im Einklang.

Entweder bezieht sich dies nur auf die Übung selbst, oder verbindet dann zwei oder mehrere Übungen miteinander.

Die Vorteile daraus:

- grazile, geschmeidige Ausführung
- Ökonomie in der Bewegung
- große Bewusstheit für die Atmung

Tipp für die Trainerin

Erarbeiten Sie mit Ihren Teilnehmerinnen zuerst alle Aspekte von Konzentration, Kontrolle und Atmung. So erleben diese dann ganz von alleine ein harmonisches Zusammenspiel aller beteiligten Strukturen innerhalb der Übung, bevor Sie dazu übergehen, weitere Bewegungsverbindungen auszuprobieren.

Tipp für die Schwangere

Ein Gefühl von Leichtigkeit und Mühelosigkeit während der präzisen Ausführung der Übung ist ein sicheres Zeichen, dass Sie im Fluss sind. Achten Sie immer auf eine langsame und tiefe Ausatmung, um genügend Zeit für die Bewegungsausführung zu haben. Da Pilates ein sehr komplexes Training ist, erfordert es vielleicht etwas Zeit, bevor ein Flow da ist. Geben Sie sich die Zeit, alle Aspekte des Trainings zu erlernen. Es lohnt sich!

Atmung

Pilates hat eine einzigartige Methode der Atmung entwickelt, um einerseits genügend Luft und im übertragenden Sinne Energie zu haben und andererseits für ein festes und stabiles Zentrum zu sorgen. Die seitliche Brustkorbatmung lässt die Atmung dreidimensional spürbar werden und es werden neue Atemräume geöffnet. Während des Pilates-Trainings sorgt sie dafür, dass das Powerhouse aktiviert werden kann und entlastet den Beckenboden. Die Bauchatmung ist grundsätzlich die natürlichste Form der Atmung und sollte im Alltag möglichst oft stattfinden. Durch die Atemübungen im Pilates stellen die Übenden ihre Atemmuster fest und auch die seitliche Brustkorbatmung kann zu einer generellen Vertiefung und Verbesserung der Atmung führen.

Die Vorteile daraus:

- vertieft die Atmung
- aktiviert die Zwischenrippenmuskeln
- verbessert das Atemzugsvolumen
- größerer Austausch des Residualvolumens
- verbessert die Schlafqualität
- erhöht die Immunabwehrkraft
- regt das vegetative Nervensystem an

Besonderheit während der Schwangerschaft

Grundsätzlich sind Atemwahrnehmung und -übungen besonders während der Schwangerschaft empfehlenswert. Sie haben folgende positiven Wirkungen:

- wirken gegen Übelkeit und Abgeschlagenheit
- unterstützen das Kreislaufsystem, da in der Schwangerschaft der Blutdruck entweder sehr stark sinken oder steigen kann (schwangerschaftsbedingter Bluthochdruck ist ein Krankheitsbild, s. Seite 13)
- verringern Kurzatmigkeit bei fortgeschrittener Schwangerschaft
- bereiten gut auf die Geburt vor

Tipp für die Trainerin

Beginnen Sie den Kurs mit Atemwahrnehmungsübungen im Stehen oder Liegen und probieren Sie, über Bilder die Wahrnehmung der Atmung zu erleichtern. Führen Sie die Übenden langsam an die komplexe Atemtechnik heran, um negative Empfindungen zu vermeiden.

Verzichten Sie komplett auf die Stakkato-Atmung, die bei den „Hundreds" oder beim „Swimming" charakteristisch ist!

Tipp für die Schwangere

Lassen Sie sich Zeit, die Atemtechnik zu erlernen. Beginnen Sie als Erstes nur damit, durch die Nase ein- und durch den Mund auszuatmen. Probieren Sie die Übung auf der Seite 48 aus. Wählen Sie den Schwierigkeitsgrad der Übungen immer so aus, dass

Sie bei der Ausführung fließend atmen können. Sollten Sie den Atem anhalten, ist dies immer ein Hinweis auf eine zu große Anstrengung. Dies macht sich schnell auch als Belastung des Kreislaufs bemerkbar. Lassen Sie die Übung „Hundreds" (eine klassische Warm-up-Übung von Pilates) weg, da diese durch die stakkatoartige Atemtechnik zu intensiv ist.

Visualisation

Pilates ist ein ganzheitliches Training und die Übungen lassen sich besonders leicht und einfach durch eine bildhafte Anleitung erlernen. Bewegungsbilder vereinfachen komplexe Bewegungsabläufe und ersetzen technische Details. Sie wecken Fantasie und Kreativität, das Training wird dadurch lebendiger und abwechslungsreicher. Den Übenden erschließt sich oft durch ein Bild erst die Qualität einer Bewegungssequenz.

Die Vorteile daraus:

- eine Ansteuerung der Muskulatur wird neuronal vorbereitet
- die Übungen sind leichter nachvollziehbar
- das Training wird lebendiger
- Spaß ist garantiert

Besonders in der Schwangerschaft kann die Visualisation ein wichtiges Element sein, um sich auf diesen neuen Abschnitt im Leben vorzubereiten. Gerade in der ersten Zeit, wenn noch keine körperlichen Veränderungen sichtbar sind, jedoch schon deutlich spürbar werden, ist eine Kontaktaufnahme über Visualisation mit dem Kind hilfreich. Dadurch können sich auch Begleiterscheinungen wie Übelkeit oder Mattigkeit verändern.

Tipp für die Trainerin

Verwenden Sie die Namen der Übungen, z. B. Cat (die Katze, s. Seite 132) und schaffen Sie für angepasste und abgewandelte Übungen ebenfalls feste Begriffe. Probieren Sie aus, welche Bilder bei Ihren Teilnehmerinnen besonders gut ankommen und nachvollziehbar sind. Besonders wenn sich in der Schwangerschaft der Bauch schon gebildet hat, macht es viel Spaß, dafür Bilder zu finden und diese statt dem Begriff „Powerhouse" zu verwenden. Legen Sie Wert darauf, dass nur positive Bilder verwendet werden und der Respekt und die Wertschätzung vor dem werdenden Leben erhalten bleiben.

Tipp für die Schwangere

Beobachten Sie mit geschlossenen Augen, welches Bild vor Ihrem geistigen Auge auftaucht, wenn Sie die Namen oder Anleitungen hören. Spüren Sie nach, ob dies schon eine Reaktion auf Körperebene auslöst. Probieren Sie aus, welche Bilder Ihnen am meisten helfen, eine Übung korrekt auszuführen.

Integration

Unter *Integration* versteht man das optimale Zusammenspiel von inter- und intramuskulärer Koordination. Die Übenden haben dann ein Level erreicht, wo alle Elemente des Pilates-Trainings ineinandergreifen und sich gegenseitig unterstützen. Die Übungen fallen leichter und werden präzise und kontrolliert durchgeführt.

Zudem kann Integration als Einbindung der geübten Bewegungsmuster in Alltagsbewegungen verstanden werden. Damit wäre ein großes Ziel erreicht, denn der Trainingseffekt wird nachhaltiger und hat einen gesundheitsfördernden und -erhaltenden Effekt.

Tipp für die Trainerin

Verknüpfen Sie mit den Übungen immer wieder Informationen über den Sinn und Zweck der Übungen. Damit wird die Motivation Ihrer Teilnehmerinnen erhöht und sie führen die Übungen mit einer anderen Bewusstheit durch. Geben Sie ihnen auch kleine Hausaufgaben bis zur nächsten Kurseinheit mit. Je öfter ein Übungselement ausgeführt wird, desto eher prägt sich ein Bewegungsmuster ein. Integrieren Sie alltagsnahe Bewegungssituationen (z. B. Aufnehmen des Kindes) in die Übungen und geben Sie ihnen Beispiele für weitere Situationen, in die sie die Übungen einbinden können.

Tipp für die Schwangere

Nehmen Sie sich im Alltag Zeit und probieren Sie immer wieder die Aktivierung des Beckenbodens aus. Dies lässt sich an fast jedem Ort üben und hilft Ihnen, Ihre Kraft gezielter einzusetzen. Auch in der Schwangerschaft lässt es sich manchmal nicht vermeiden, schwere Sachen anzuheben. Umso wichtiger ist es, dabei die Kraft gut einzusetzen und sich vorher kurz auf die Aktivierung der Rumpfmuskeln zu konzentrieren.

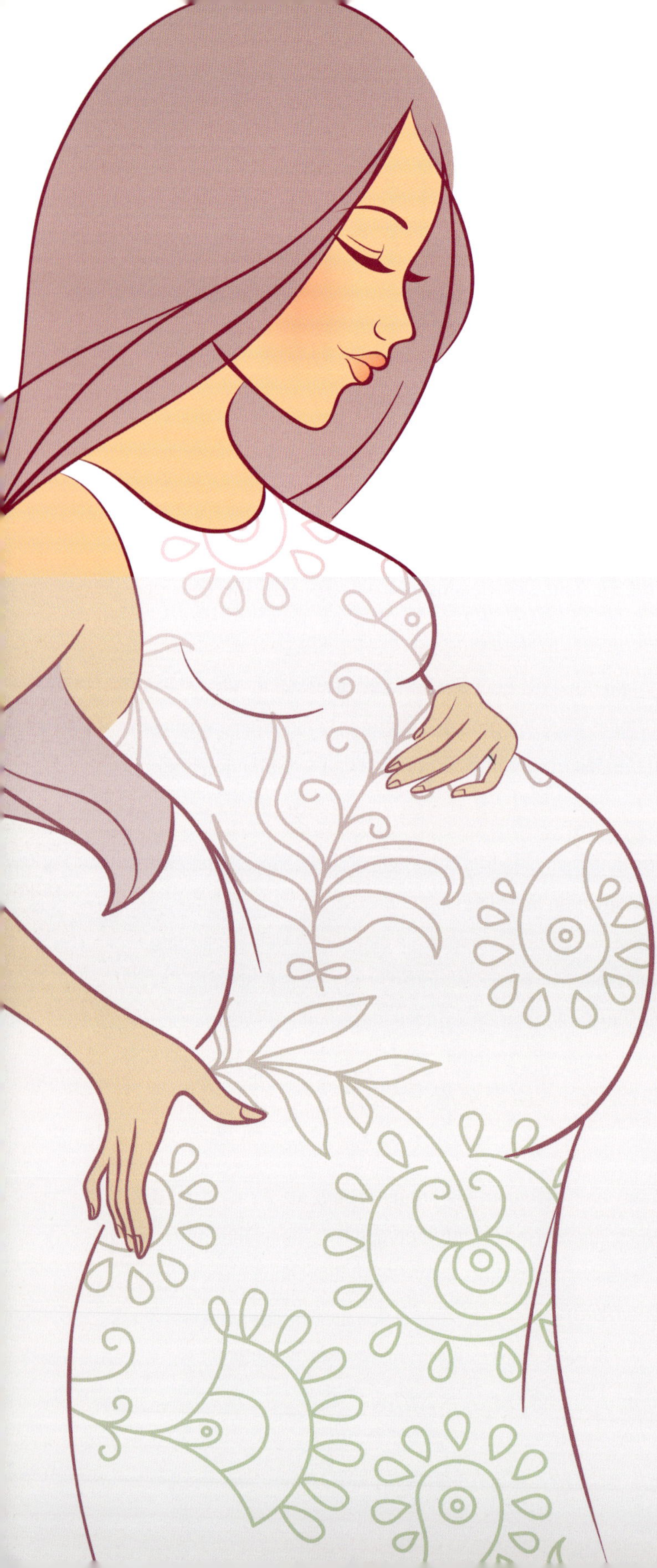

KAPITEL 3

Kapitel 3

VORTEILE DES PILATES-TRAININGS WÄHREND DER SCHWANGERSCHAFT

- Das Körpergefühl bleibt positiv und die Veränderungen des Körpers können gelassen und bewusst wahrgenommen werden
- Beweglichkeit, Kraft und Balance werden gefördert und ermöglichen eine sanfte Geburt
- Der Beckenboden wird gekräftigt und die Bauchorgane und das Kind können leichter getragen werden; so bleibt eine hohe Beweglichkeit bis zum Schluss der Schwangerschaft möglich
- Inkontinenz und Gebärmutterabsenkung wird vorgebeugt
- Haltungsfehler werden ausgeglichen, dadurch kann die Kraft ökonomisch eingesetzt werden
- Bewegungen bleiben fließend und leicht
- Rückenbeschwerden wird vorgebeugt
- Der Kreislauf wird stabilisiert
- Die Atmung bleibt lange tief und versorgt den Körper mit ausreichend Energie
- Stress wird reduziert und Stimmungsschwankungen sowie Empfindungen von Angst und Unruhe werden positiv beeinflusst

- Die Verdauung, sowie die Blutzirkulation werden sanft angeregt und beugen Verstopfung und Krampfadern vor
- Wassereinlagerungen können durch die Aktivierung des Stoffwechsels abgebaut werden
- Die Geburt wird leichter und sanfter

Empfehlenswerte Punkte:

- Optimalerweise sollte Pilates vorher schon von der Schwangeren geübt worden sein und die Prinzipien sind bekannt
- Bieten Sie spezielle Kurse für Schwangere an
- Nur sanft trainieren
- Pausen einlegen, keine Flows
- Auf die C-Kurve verzichten und nur neutral arbeiten

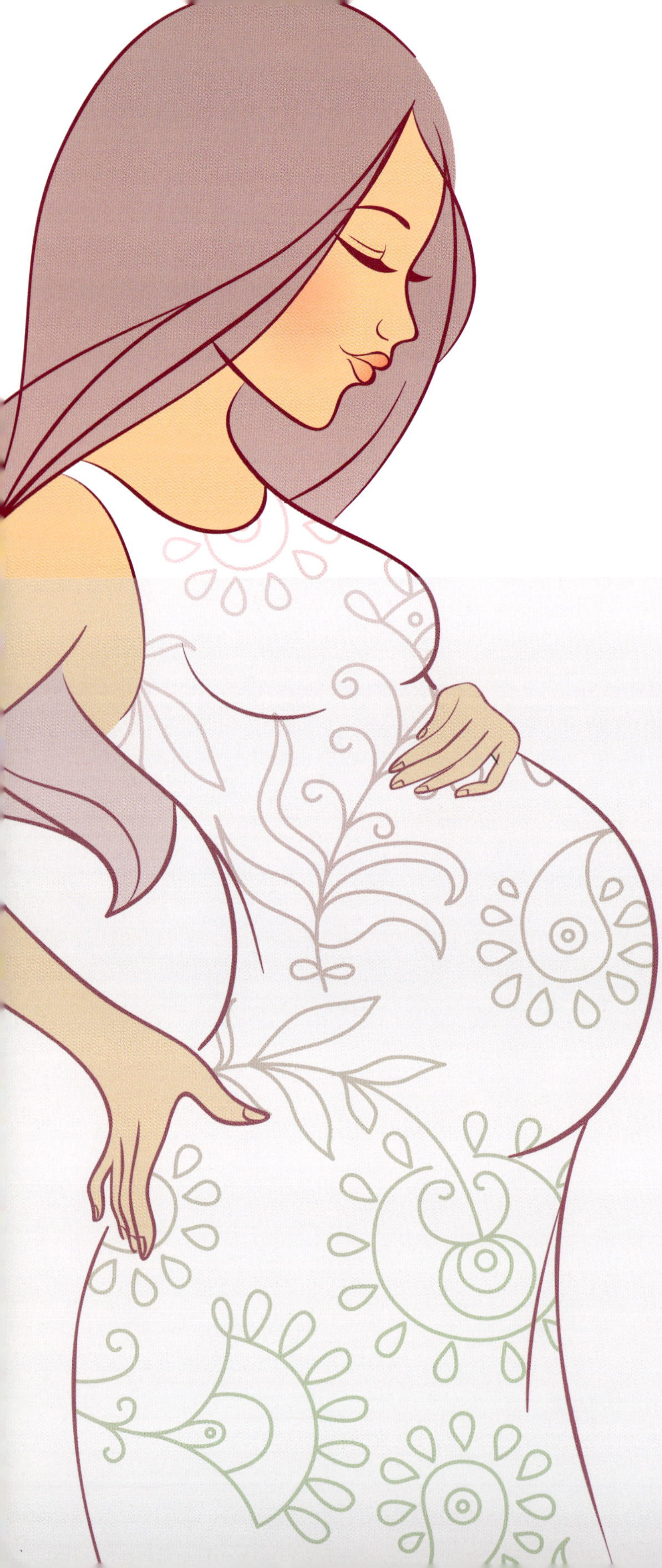

KAPITEL 4

Kapitel 4

DER BECKENBODEN IN DER SCHWANGERSCHAFT

Der Beckenboden hat drei Hauptfunktionen:

- anspannen
- entspannen
- reflektorisch gegenhalten (anspannen als Reaktion auf eine Druckerhöhung im Bauchraum)

Er spielt eine wichtige Rolle bei der Ausrichtung des Beckens, richtet die Wirbelsäule auf und entlastet die Hüftgelenke. Als Gegenspieler zum Zwerchfell wird er durch die Atmung beeinflusst und ist auch im übertragenden Sinne das innere Zentrum.

Anspannen ist wichtig, zur Sicherung der Kontinenz bei Frauen und Männern. Dabei unterstützt die Beckenbodenmuskulatur maßgeblich den unteren Teil der Harnröhre, die Schließmuskel der Harnblase und des Anus.

Der Beckenboden entspannt sich beim Gang auf die Toilette, bei der Frau beim Geschlechtsverkehr, beim Mann bei einer Erektion. Reflektorisch gegenhalten muss der Beckenboden beim Husten, Niesen, Lachen, Hüpfen, beim Tragen von schweren Lasten usw.; sonst kann es zu Urinverlust kommen. Unter der Geburt muss er dem Gewicht des Kindes einerseits gegenhalten, anderseits nachgiebig sein, damit der Geburtskanal sich weiten kann.

Als muskuläre Hängematte, bestehend aus drei verschiedenen Schichten, trägt der Beckenboden die Bauchorgane und bei einer Schwangerschaft kommt das wachsende

Gewicht des Kindes mit dazu. Ein schwacher Beckenboden kann sich in dieser Zeit bis zu 2,5 cm absenken, was zu einer Harninkontinenz und nach der Geburt zu Gebärmutterabsenkung und Blasenvorfall führen könnte. Nicht nur das Gewicht des Kindes, sondern auch das steigende Gewicht der werdenden Mutter und die durch den wachsenden Bauch veränderte Statik wirken auf den Beckenboden.

Aufgrund der veränderten Situation während der Schwangerschaft wird die glatte Muskulatur besser durchblutet. Schon im ersten Trimester steigt das Blutvolumen um 1 l an. Die Hormone Östrogen und Relaxin sorgen dafür, dass die Bänder, Sehnen und Haut weicher und dehnbarer werden. Dies kann allerdings auch dazu führen, dass der Blutdruck manchmal schnell abfällt, die Verdauung sich verlangsamt und Rückenbeschwerden entstehen. Die Bauchmuskeln und auch der Beckenboden werden weicher.

Tipp

Achten Sie beim Husten oder Niesen darauf, den Kopf auf die Seite zu drehen. So geht der intraabdominale Druck (Druck im Bauchraum) nicht direkt auf den Beckenboden.

Aktivieren Sie den Beckenboden so oft wie möglich. Dies ist überall möglich, mit Ausnahme der Toilette. Das „stille Örtchen" ist ein Ort der Entspannung und des Loslassens. Dieser Reflex würde durch das Anspannen des Beckenbodens und Anhalten des Urins unterbrochen werden. In der Blase bleibt dann eine größere Restharnmenge, die einen guten Nährboden für Bakterien bietet und Infektionen der Blase verursachen kann.

Üben Sie es, den Beckenboden aus verschiedenen Richtungen anzuspannen: über den Anus, über den Damm und über vorne (Blasengang).

Übungen für die Beckenbodenmuskulatur

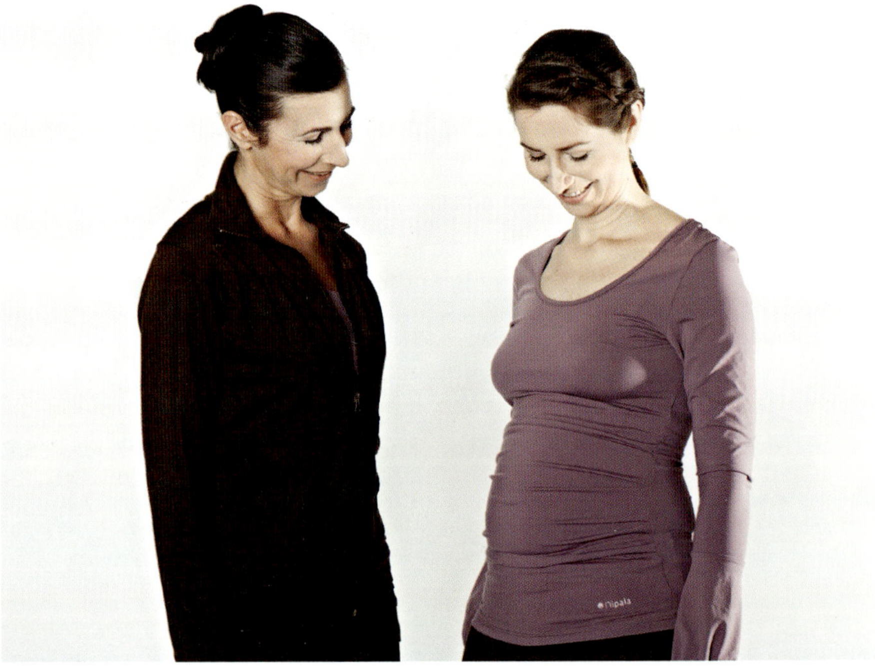

Pinguin

Ausgangsposition: In Stand sind die Füße ca. hüftweit gesetzt, die Arme hängen locker an der Seite des Körpers, der Kopf ist in Verlängerung der Wirbelsäule und das Hinterhaupt zieht in Richtung Decke.

Einatmen: In den Zehenballenstand kommen, die Fersen vom Boden heben und zusammendrücken. Die Füße bilden dann ein V und sind wie ein Pinguin ausgerichtet.

Ausatmen: Die Fersen fest zusammendrücken und mit einer Pumpbewegung etwas absenken.

Einatmen: Wieder in Ausgangsposition zurückkehren.

Ziel: Beckenbodenaktivierung

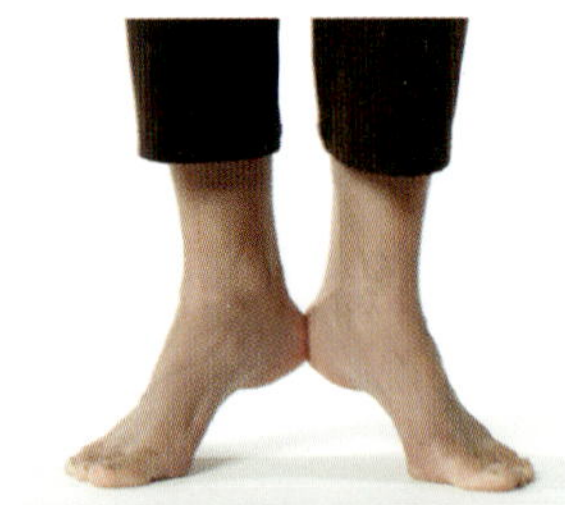

Zehenballenstand, V-Stellung Füße

Lift im Kniestand

Ausgangsposition: Die Knie sind auf der Matte abgesetzt (gegebenenfalls mit Polster oder Kissen unter den Knien), das Becken ist neutral und die Wirbelsäule in Längsspannung ausgerichtet. Die Hände können die Sitzbeinhöcker ertasten und wahrnehmen, wie diese ihre Position bei der Übung verändern.

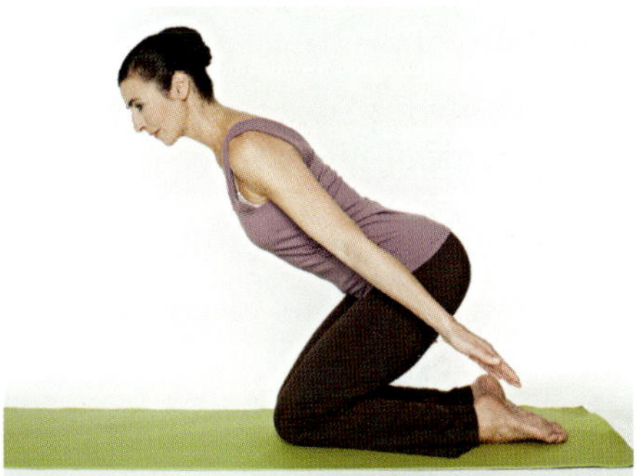

Ausgangsposition bei Einatmung

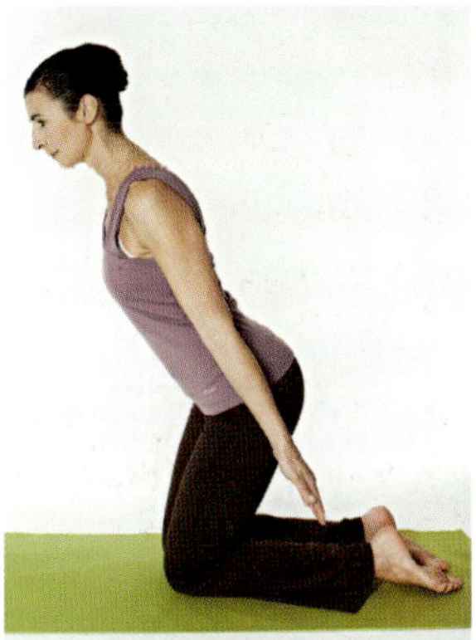

Oberkörper aufrichten bei Ausatmung

Einatmen: Das Gesäß in Richtung der Fersen schräg nach unten absenken (der Abstand zwischen den Sitzbeinhöckern wird größer).

Ausatmen: Den Beckenboden anspannen, indem sich die Körperöffnungen verschließen und den Oberkörper wieder wie einen Lift nach oben fahren (die Sitzbeinhöcker nähern sich wieder an).

Ziel: Stärkung der Beckenbodenmuskulatur

Wiederholen Sie diese Übung ca. 5 x.

Unterarmstütz

Ausgangsposition: Die Unterarme sind auf der Matte abgelegt, die Ellbogen befinden sich unter den Schultern. Der Nacken ist lang, die Schultern weit weg von den Ohren, die Wirbelsäule neutral ausgerichtet und die Knie unter den Hüften.

Erste Schicht des Beckenbodens

Ausatmen: Die Schamlippen schließen und zusammenziehen.

Einatmen: Wieder loslassen.

Zweite Schicht des Beckenbodens

Ausatmen: Die Schamlippen schließen, die Sitzbeinhöcker zusammenziehen.

Einatmen: Wieder loslassen.

Dritte Schicht des Beckenbodens

Ausatmen: Die Schamlippen schließen, die Sitzbeinhöcker zusammenziehen und den Bauchnabel nach innen und oben ziehen.

Einatmen: Wieder loslassen.

Ziel: Erspüren der drei Schichten des Beckenbodens

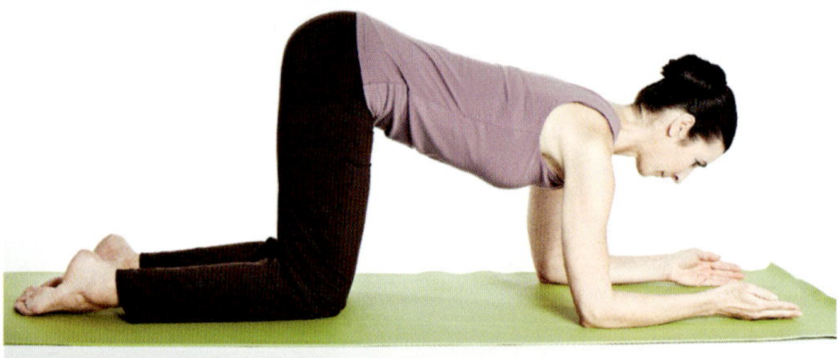

Unterarmstütz

Diamant in Rückenlage

Ausgangsposition: In Rückenlage die Beine anbeugen und ein Knie nach dem anderen nach außen kippen lassen, die Fußsohlen berühren sich, der Rücken ist bequem ausgerichtet, die Schultern und Arme locker. Der Kopf ist mit einem langen Nacken mittig ausgerichtet, der Kiefer gelöst und zwischen den Zähnen ist ein leichter Abstand.

Ausatmen:	Die Fersen zusammendrücken und vom Boden abheben.
Einatmen:	Wieder loslassen.
Ziel:	Aktivierung des Beckenbodens

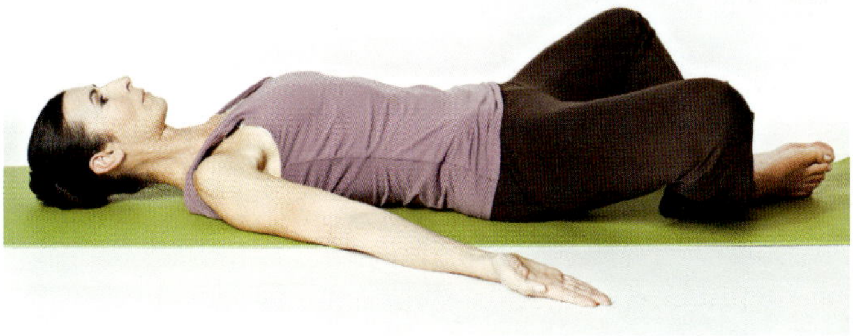

Diamant in Rückenlage, Ausgangsposition

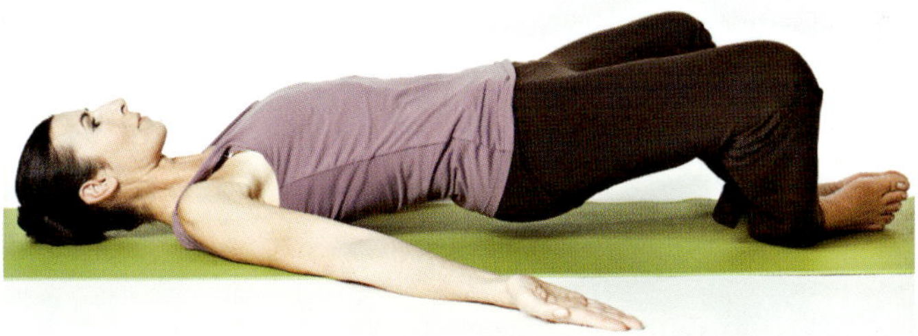

Diamant in Rückenlage, Endposition

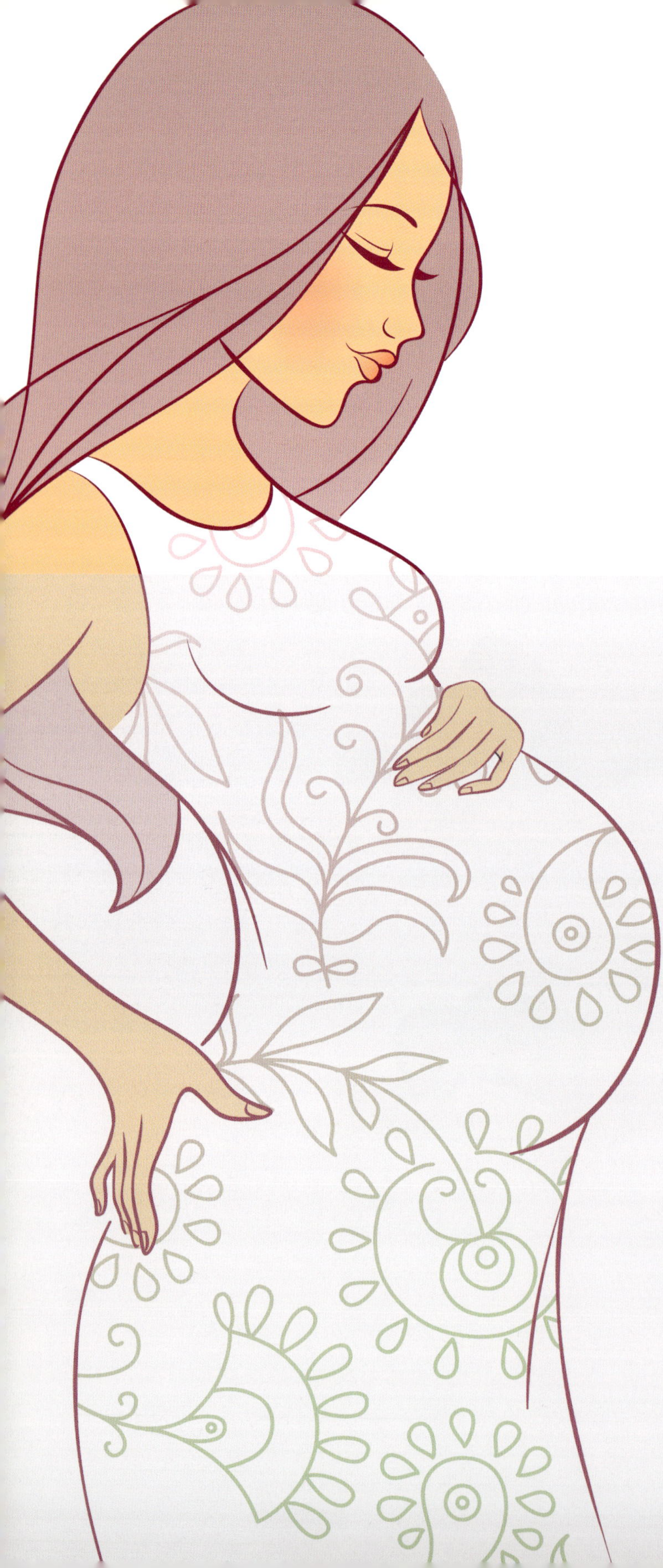

KAPITEL 5

Kapitel 5

GRUNDHALTUNGEN UND GRUNDBEGRIFFE

Neutrale Haltung im Stehen

Die neutrale Haltung im Stehen lässt sich am besten von der Seite betrachten und korrigieren. Denken Sie sich eine Lotlinie von Ihrem Ohrläppchen durch den Mittelpunkt Ihrer Schultern, des Hüft-, Knie- und Fußgelenks. Sie werden vielleicht überrascht sein, wie sehr der Kopf von dieser gedachten Position abweicht. Gerade im Verlaufe der Schwangerschaft ist es von Vorteil, sich in gewissen Abständen zu kontrollieren. Der wachsende Bauch zieht immer mehr mit seinem Gewicht nach vorne und unten, sodass ein verstärktes Ausgleichen nötig ist, um Rücken- und Nackenbeschwerden vorzubeugen.

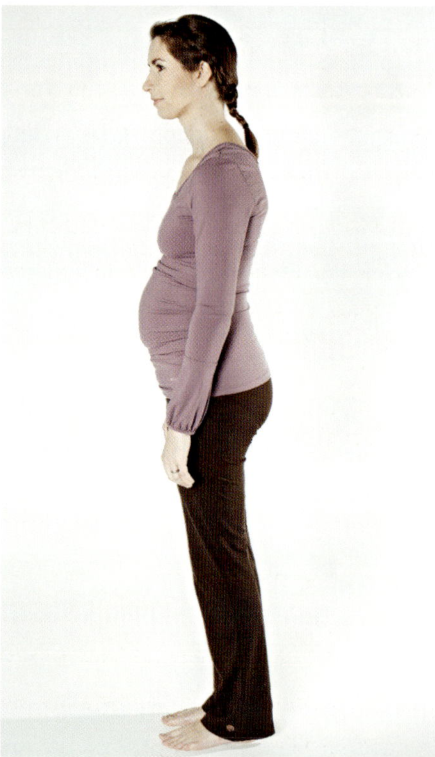
Schwangere Frau mit schlechter Haltung

Aufbau einer aktiven Grundhaltung im Stehen

Stellen Sie sich etwa schulterbreit hin und verankern Sie drei Punkte unter Ihren Füßen: die Ferse, Grundgelenk des großen Zehs, Grundgelenk des kleinen Zehs. Heben Sie das Fußgewölbe an der Innenseite der Füße an, um eine kleine Höhle zu bilden. Ziehen Sie eine gedachte Linie vom Nachbarn des großen Zehs nach oben über das Knie zum Hüftgelenk. Diese Linie sollte gerade sein. Bei größerem Bauch dürfen Sie auch etwas weiter stehen und die Kniegelenke etwas beugen. Probieren Sie jedoch immer noch, sich aus den Hüftgelenken etwas nach oben zu schieben. So fördern Sie eine Streckung. Lassen Sie das Steißbein ein wenig in Richtung Boden fließen, bis sich eine angenehme Länge im unteren Rücken bemerkbar macht, die natürliche Wölbung der Lendenwirbelsäule jedoch erhalten bleibt. Denken Sie sich in die Länge und richten Sie die Wirbelsäule harmonisch auf. Schieben Sie Ihre Schultern nach hinten und vor allen Dingen nach unten und außen. Sie stellen vielleicht fest, dass sich dadurch ein Abstand zwischen Oberarmen und Oberkörper entwickelt. Dies schafft Raum für eine bessere Atmung. Lassen Sie das Brustbein entspannt in Richtung Körpermitte sinken. Ihr Nacken ist lang und das Kinn ist leicht nach unten ausgerichtet. Der Kronenpunkt des Kopfs strebt dabei nach oben.

Tipp für die Schwangere

Nutzen Sie möglichst oft am Tag kurze Momente, um sich in diese aktive Grundhaltung zu bringen. Sie ist die beste Voraussetzung für das Üben einer Beckenbodenspannung, entlastet Ihren Rücken und erleichtert eine gute Atmung. Sie beugt dem Absinken der Fußgewölbe vor, sodass Ihnen Ihre Lieblingsschuhe während und nach der Schwangerschaft immer noch passen werden.

Neutrales Becken

Die Position für das neutrale Becken lässt sich am besten in der Rückenlage mit angebeugten Beinen finden. Legen Sie Ihre Hände zu einem Dreieck zusammen, so-

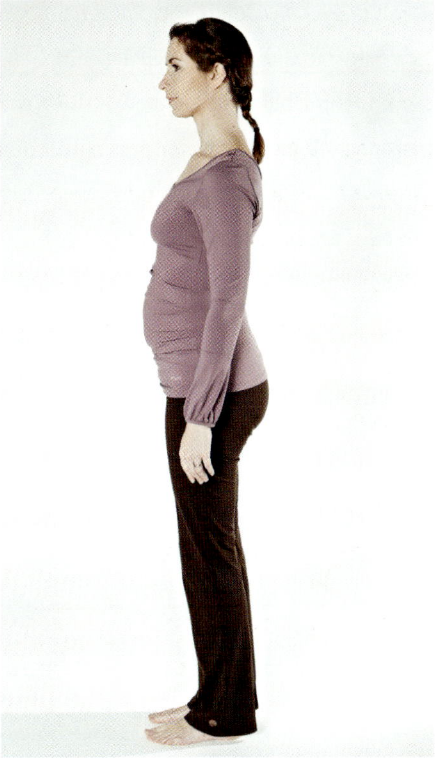

Aktiver Stand

dass sich Daumen und Zeigefingerspitzen berühren. Legen Sie dann Ihre Hände auf den Unterbauch und bewegen Sie sich über das Kreuzbein in einer rollenden Bewegung vor und zurück. Spüren Sie, wie sich dabei der Abstand des unteren Rückens verändert. Mal sinkt der Rücken in die Unterlage und die Zeigefingerspitzen sind höher als die Daumen. Mal ist der Abstand sehr groß, wenn Sie den Bauchnabel anheben und die Daumen sind höher. Bewegen Sie das Becken in weichen Rollbewegungen langsam vor und zurück, bis Sie sich genau in der Mitte dieser beiden Richtungen befinden. Kontrollieren Sie, ob es Ihnen möglich ist, dabei die Hüftbeuger und die Oberschenkelmuskulatur ganz locker zu lassen. Auch die Muskulatur des unteren Rückens sollte sich ganz weich anfühlen.

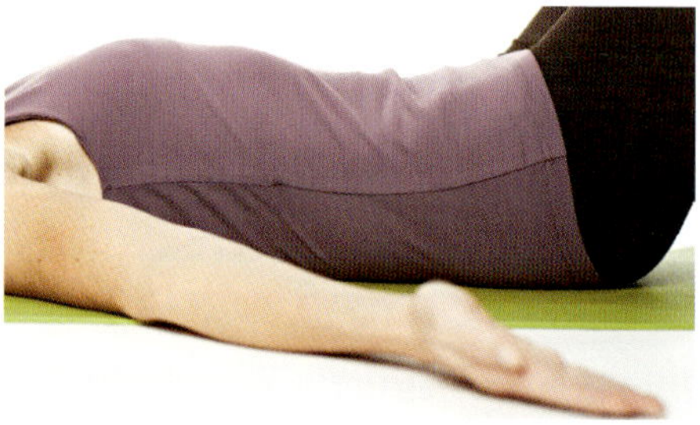

Entlordosiert

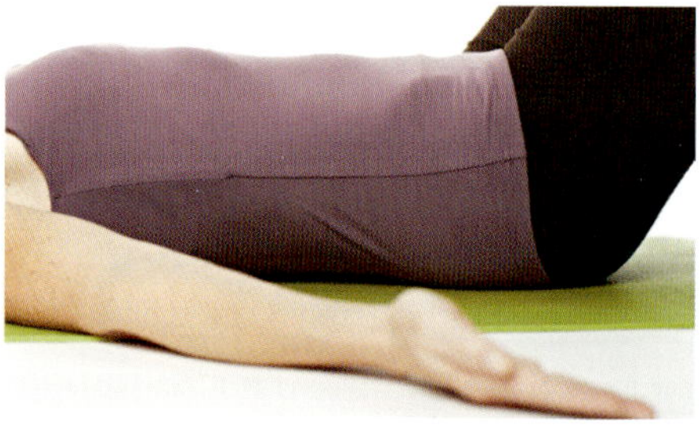

Neutral

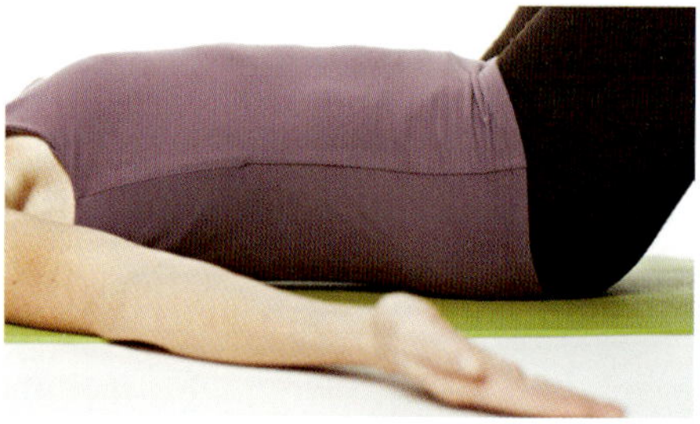

Hyperlordosiert

Powerhouse

Für das *Powerhouse* gibt es verschiedene Bezeichnungen. Pilates nannte es den *girdle of strength* (Kraftgürtel). Auch *Kraftzentrum* oder *Kraftzylinder* sind übliche Benennungen für die angespannte tiefe Rumpfmuskulatur. Sie setzt sich zusammen aus den drei Schichten des Beckenbodens, dem queren Bauchmuskel, den schrägen inneren und schrägen äußeren Bauchmuskeln, dem Zwerchfell und den tiefen Anteilen des Rückenstreckers. Durch eine gleichmäßige Aktivierung dieser Muskelschichten entsteht ein kompaktes Körperzentrum, welches besonders die Lendenwirbelsäule stabilisiert und entlastet.

Besonders in der Schwangerschaft ist es wichtig, diese Ansteuerung ganz dosiert stattfinden zu lassen. Dabei ist immer der Beckenboden die Basis und von dort aus entwickelt sich der Kraftzylinder weiter nach oben. Im späteren Verlauf der Schwangerschaft ist es nicht mehr möglich, den „Bauchnabel nach innen und oben" zu ziehen (eine sehr gebräuchliche Anweisung). Daher sollte die Schwangere vorher schon ein gutes Körpergefühl entwickelt haben und selbst kontrollieren können, ob sie eine ausreichende Grundspannung hat. Der Vorteil liegt bei dieser Art der Aktivierung darin, dass der gerade Bauchmuskel nur sekundär angespannt ist und in seiner Länge erhalten bleibt. Da ab dem sechsten Monat generell auf ein Training dieser Muskulatur verzichtet werden sollte, ist es empfehlenswert, dies von vornherein auszulassen.

Box

Verbinden Sie beide Schultergelenke mit einer gedachten Linie und auch beide Hüftgelenke miteinander, sowie von den Schultern zu den Hüftgelenken. Daraus ergibt sich ein Rechteck, dessen Größe auch bei den Übungen erhalten bleiben soll.

Axiale Verlängerung

Durch ein Aufrichten und Strecken in allen Ausgangspositionen wird eine Länge aufgebaut, die mehr Raum in den Gelenken schafft und eine Entlastung aller Strukturen gewährleistet. In der Wirbelsäule erhalten so die Bandscheiben weniger Druck und in allen Gelenken der Extremitäten ist ein größerer Bewegungsumfang möglich. Nur dort, wo ein Gelenk bewegt wird, bleibt es geschmeidig.

Segmentale Ansteuerung

Bewegungen der Wirbelsäule werden äußerst präzise ausgeführt. Dadurch wird jedes einzelne Segment sinnvoll angesteuert und eine ausgeglichene Zug- und Druckbelastung entsteht. Ein anschauliches Beispiel ist das Abrollen der Wirbelsäule aus der Bridging-Position. Wenn jeder einzelne Wirbel wie die Perlen einer langen Perlenkette auf die Matte sinkt und die Länge erhalten bleibt, findet eine funktionelle Belastung der Wirbel statt.

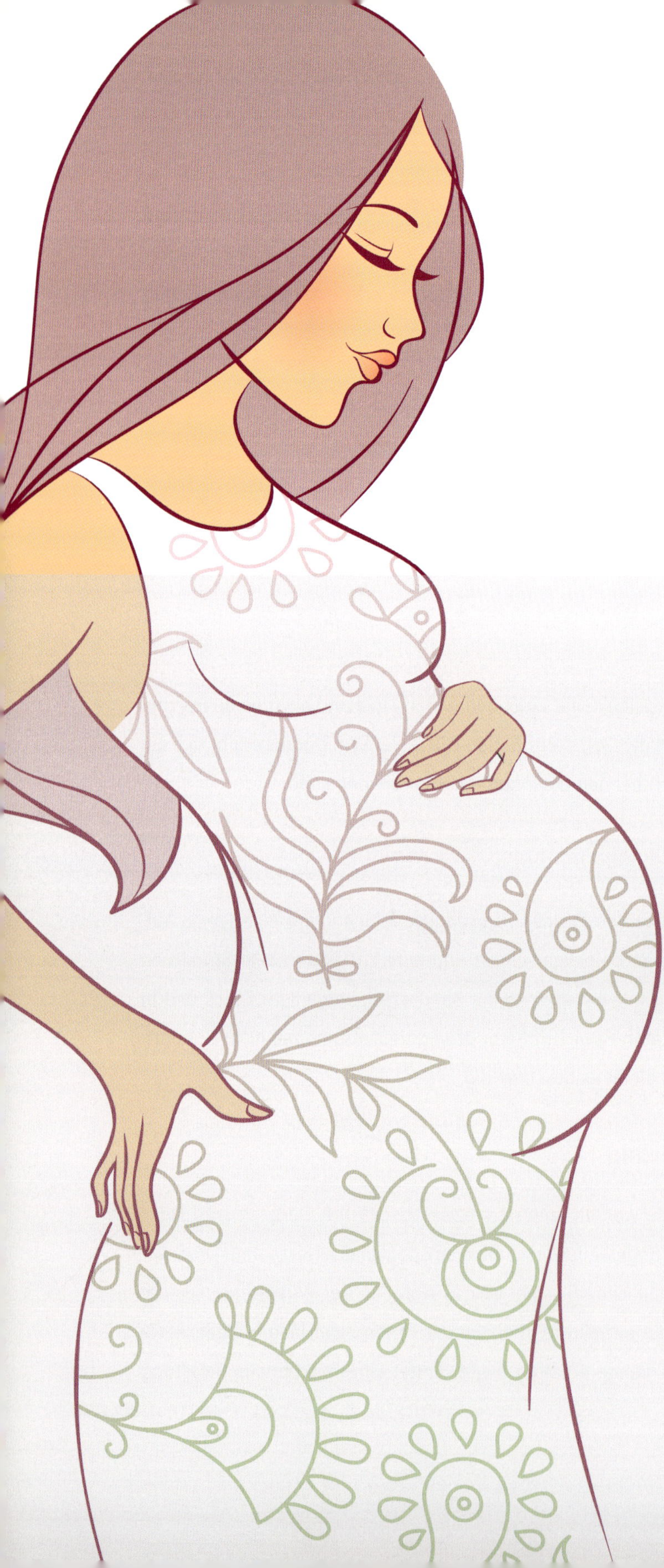

KAPITEL 6

Kapitel 6

TIPPS FÜR DIE SCHWANGERE FÜR DAS ÜBEN ZU HAUSE

Wenn Sie auch zu Hause Pilates-Übungen machen möchten, greifen Sie am besten auf die Übungen zurück, die Sie während eines Kurses kennengelernt haben. Probieren Sie diese in Ihrem eigenen Tempo aus und versuchen Sie, sich daran zu erinnern, welche Details die Trainerin für die Ausführung erwähnt hat. Es ist absolut ausreichend, wenn Sie dafür nur 10-20 min einplanen. Mehr ist manchmal auch gar nicht mehr möglich. Gerade wenn dies nicht die erste Schwangerschaft ist und der Tag schon voller Aufgaben. Doch auch, wenn die Übungssequenzen nur kurz sind, sollten Sie darauf achten, sich vorher durch eine Lockerung und Mobilisation auf die Übungen vorzubereiten. Tragen Sie bequeme Kleidung und trinken Sie ein Glas Wasser vor dem Training.

Empfehlungen:

- moderates Training
- bekannte Übungen wiederholen
- ca. 20 min 3 x in der Woche
- bequeme Bekleidung
- vorher eine Kleinigkeit essen
- ausreichend trinken
- in Absprache mit Arzt, Ärztin

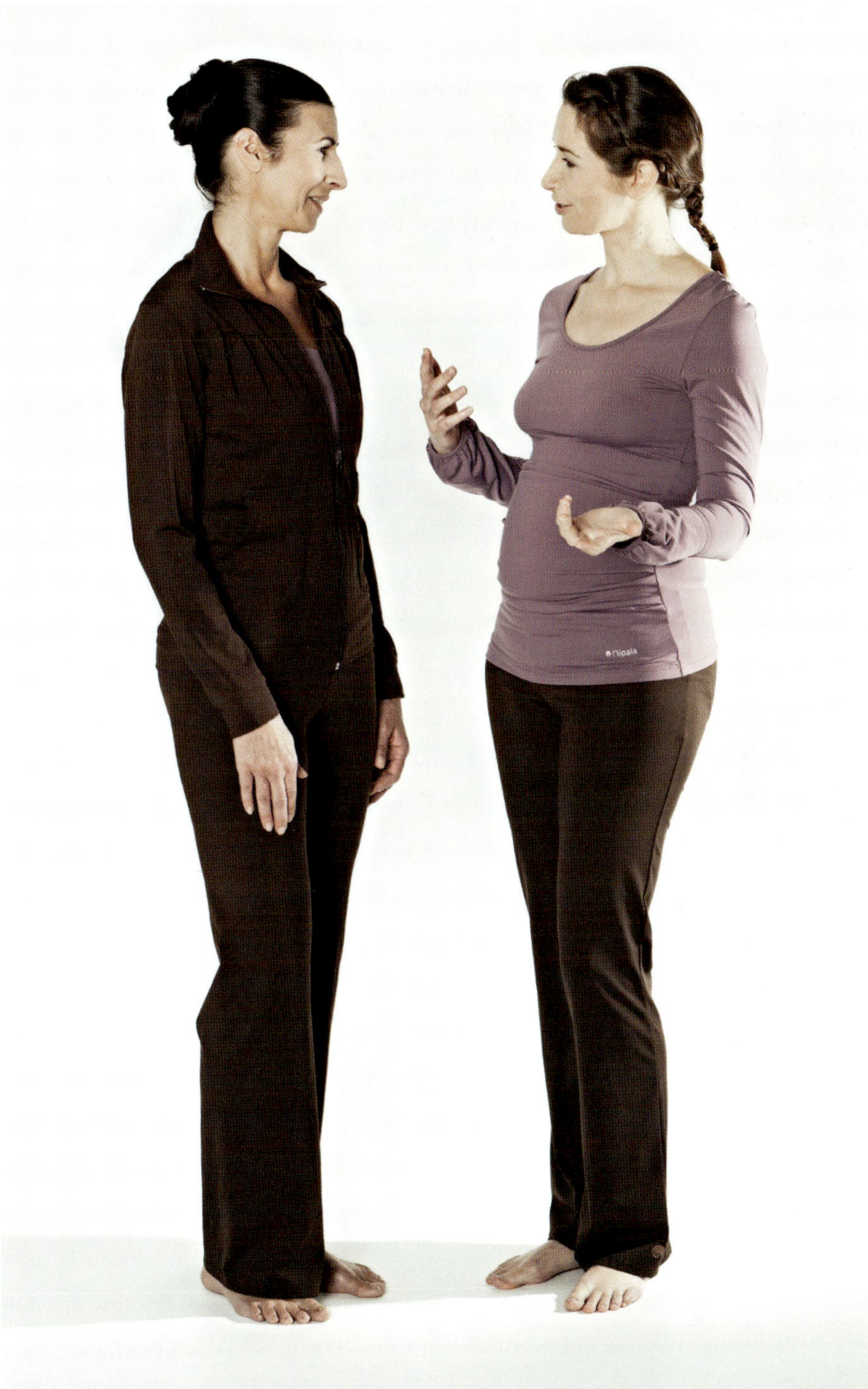

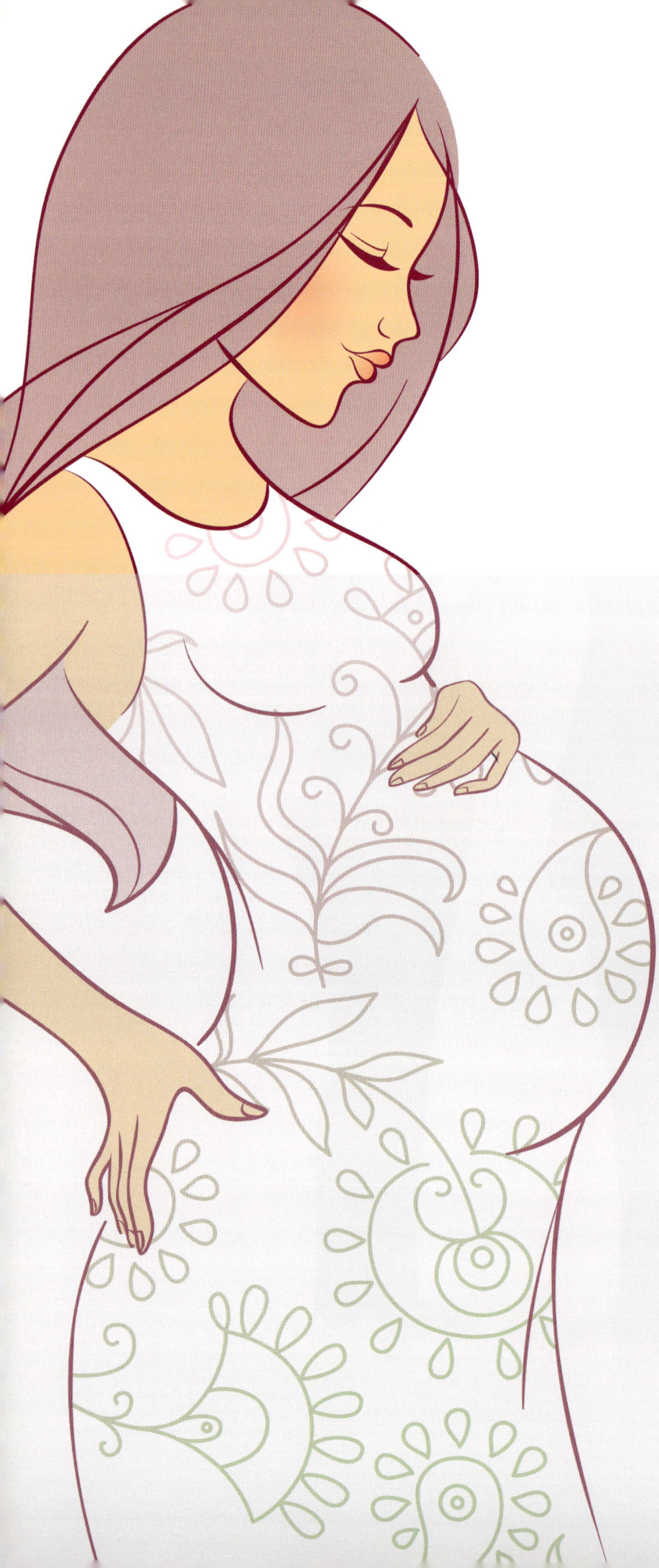

KAPITEL 7

Kapitel 7

VORBEREITENDE ÜBUNGEN – EINSTIEG INS TRAINING

Den Atem spüren

Dauer: Ca. 10 min

Qualität: Sanft, Aufmerksamkeit nach innen gerichtet

Hilfsmittel: Keine

Ziel: Lösen von Spannung, den Atem in den Vordergrund stellen als Vorbereitung nach dem Motto von Pilates „Lerne als Erstes, richtig zu atmen"

(Text in der Du-Form geschrieben, um jede Übende direkt anzusprechen)

Lege dich in eine bequeme Rückenlage, lege den Kopf angenehm ab, die Arme neben dem Körper, die Schultern locker, der Rücken angenehm abgelegt, die Beine in einer ebenfalls bequemen Position. Gib dir die Möglichkeit, ganz anzukommen und alles um dich herum in den Hintergrund treten zu lassen. Nimm die Auflagefläche des Körpers wahr und lasse alles an überflüssiger Spannung los. Dies ist eine gute Voraussetzung für die nachfolgenden Übungen. Wenn du jetzt so daliegst, kannst du nun bewusster deinen Atem wahrnehmen und beobachten, wo er jetzt gerade stattfindet. Lasse deinen Atem ganz ruhig und gleichmäßig werden, sodass er zu seiner natürlichsten Form findet – der Bauchatmung. Lege nun eine Hand auf deinen Unterbauch und schiebe eine Hand unter den unteren Rücken. Beobachte, ob es dir möglich ist, den Atem vorne und auch hinten zu spüren. Lasse deinen Atem den Rücken entlangströmen, sodass du dadurch die untere Hand sanft in die Matte hineindrückst. Verweile für einige Atemzüge in dieser Position, um danach deine Hände weiter nach oben wandern zu lassen und dort, wo es dir bequem möglich ist, die Hände unter den Brustkorb zu schieben. Schicke deinen Atem nun ganz bewusst in die Flanken und drücke deine Hände durch die Atmung sanft in die Matte. Verweile auch hier für einige Atemzüge, um sie dann auf die Vorderseite des Körpers auf den Brustkorb zu legen und diesen zu umfassen. Nimm wahr, wie der Brustkorb sich sanft weitet mit der Einatmung und sanft wieder schließt. Nach einigen bewussten Atemzügen kannst du dann deine Augen blinzelnd wieder öffnen.

Bewegung genießen

Dauer: Ca. 5-10 min pro Seite

Qualität: Sanft, Aufmerksamkeit nach innen gerichtet, weiche, kleine Bewegungen

Hilfsmittel: Redondoball, Größe ca. 16 cm Durchmesser

Ziel: Lösen von Blockaden in den Gelenken, an den Ursprung der Bewegung gelangen und den Flow unterstützen als Vorbereitung für das Thema „Atmung und Bewegung im Einklang"

Vorabtest

Komme in eine sitzende Position und in einen Grätschsitz, breite die Arme auf Schulterhöhe aus und neige den Oberkörper auf die rechte Seite (Lateralflexion). Deine linke Hand zeigt in Richtung deines linken Fußes. Beobachte, wie sich diese Position anfühlt und wie weit du kommen kannst. Wiederhole das Gleiche auf der anderen Seite.

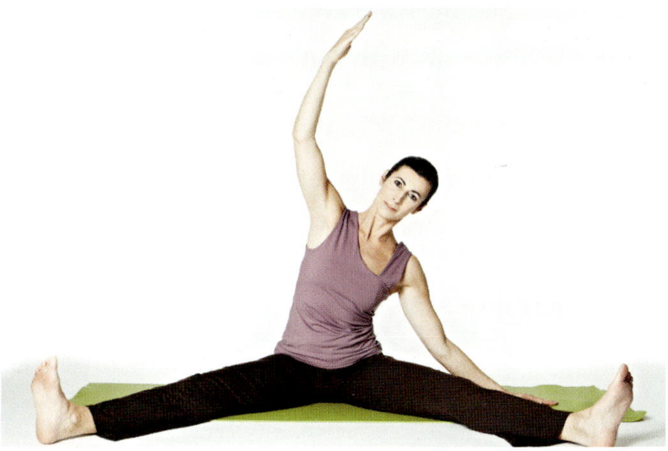

Sanfte Beugung zur Seite

Begib dich in eine Seitlage, am besten als Erstes auf deine Lieblingsseite. Strecke das untere Bein bequem aus und winkle das obere Bein so an, dass das Knie nach vorne zeigt und in der Hüfte fast ein 90°-Winkel entstehen kann. Dein Kopf ruht auf dem ausgestreckten Arm oder ist in die Hand des angewinkelten Arms gebettet. Lege den Ball unter das Knie oder den Oberschenkel und lass nun eine ganz lockere Bewegung aus der Hüfte heraus entstehen. Sanft schiebt sich das Bein aus der Hüfte nach vorne und das Bein gleitet auf dem Ball nach vorne. Gehe dabei so weit, wie es für dich angenehm ist und komme dann in die andere Richtung wieder zurück. Rolle mit dem Becken so weit nach hinten, wie es sich gut anfühlt und erlaube deinem Körper, ganz in diese Bewegung mitzugehen. Lasse alles an überflüssiger Spannung los und genieße es, wie diese Bewegung ganz locker und gelöst stattfinden kann. Beobachte, ob du die Vorwärtsbewegung mit der Ein- oder Ausatmung machst und was es für einen Unterschied machen würde, wenn du die Atmung veränderst. Wiederhole diese Bewegung noch ein paar Mal und lasse dann das Bein nach vorne wandern. Winkle jetzt die Arme an, falte die Hände hinter dem Kopf. Beide Ellbogen zeigen jetzt nach vorne. Nun gleitet dein Schulterblatt nach hinten, der Arm dreht auf und der gesamte Oberkörper dreht nun nach hinten. Bleibe kurz in dieser Position, schicke deinen Atem in die gedehnte Seite des Brustkorbs. Nach ein paar tiefen Atemzügen schiebt sich dann dein Knie nach vorne. Das Becken bewegt sich und dreht den Oberkörper wieder zurück in die Ausgangsposition. Wiederhole dies ein paar Mal. Lasse mit jedem Mal die Bewegung noch weicher und fließender werden und beobachte deinen Atem...

Drehe dich dann in eine Rückenlage und vergleiche beide Seiten des Körpers miteinander. Nimmst du Unterschiede wahr, und, wenn ja, was für welche? Beobachte kurz und wiederhole dann die Übungen auf der anderen Seite.

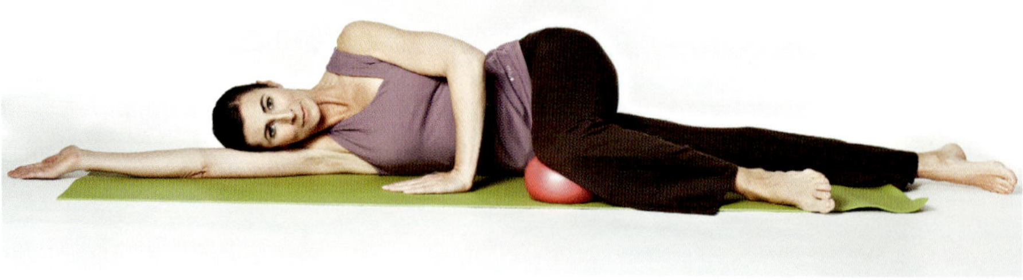

Seitlage, Bein angebeugt, Knie auf Ball

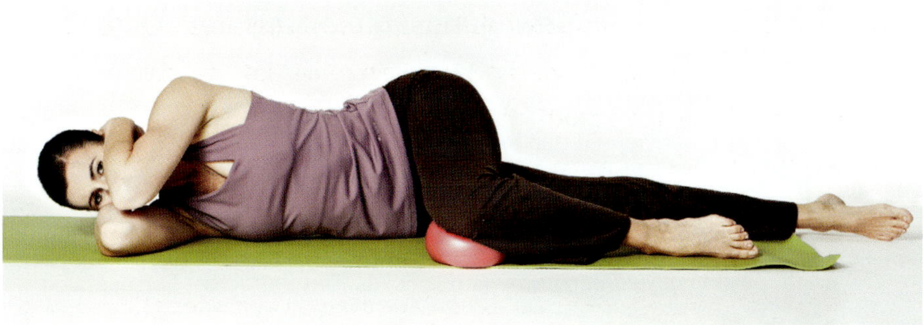

Seitlage, oberes Bein angebeugt, Knie auf Ball, beide Arme angewinkelt

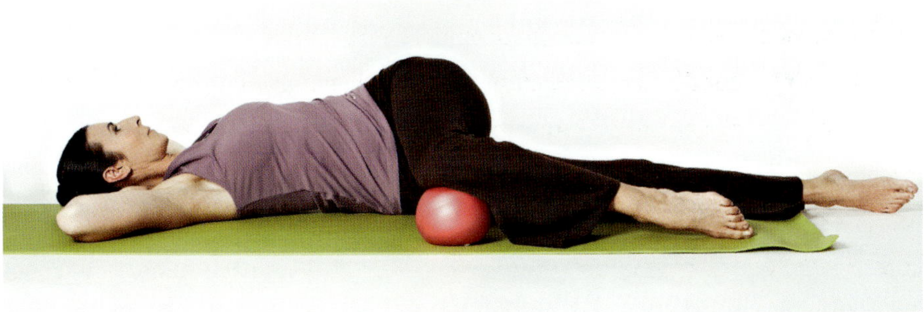

Seitlage, Rotation des Oberkörpers bei gleicher Ausgangsposition

Test danach

Wiederhole den Test vom Anfang und stelle fest, ob es Unterschiede gibt in Bezug auf Bewegungsumfang oder auch Qualität.

Energie fließen lassen – Bewegungsabfolge aus dem Qigong

Dauer: Ca. 10 min

Qualität: Sanft, aktivierend und anregend

Hilfsmittel: Keine

Ziel: Mobilisation der Gelenke, sanfte Aktivierung des Kreislaufs durch Umkehrposition als Vorbereitung für den Fokus "Das Prinzip der Entspannung"

Position	Name	Bewegung
Beidbeiniger Stand, Füße parallel zueinander, Knie locker gebeugt, Arme neben dem Körper	**Chi wecken**	Mit der Einatmung die Arme sanft bis auf Schulterhöhe anheben, als würden die Fingerspitzen einen Seidenfaden aus einem Kokon herausziehen. Beim Ausatmen sinken die Arme wieder.

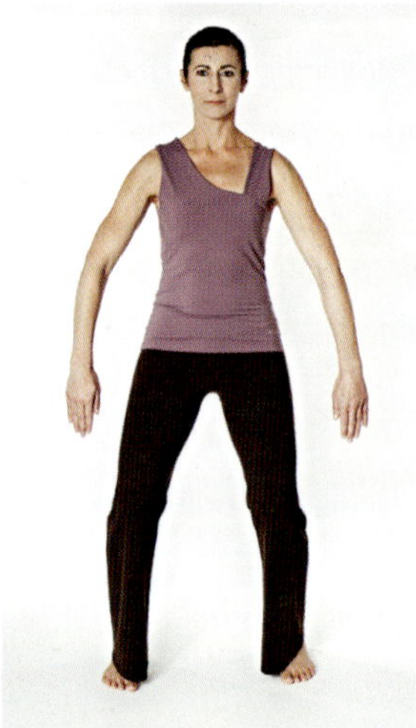

Ausgangsposition

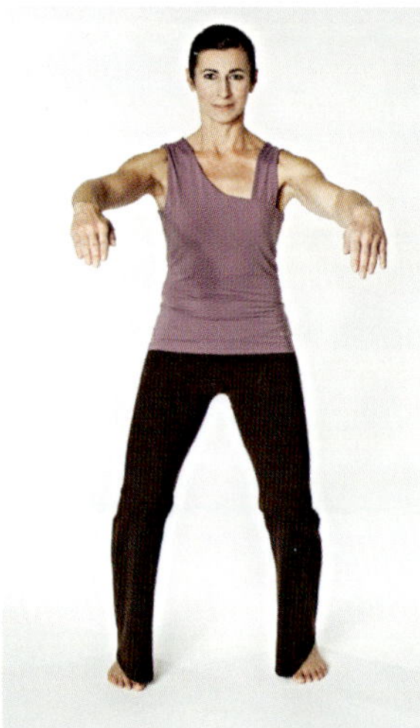

Arme bis auf Schulterhöhe heben

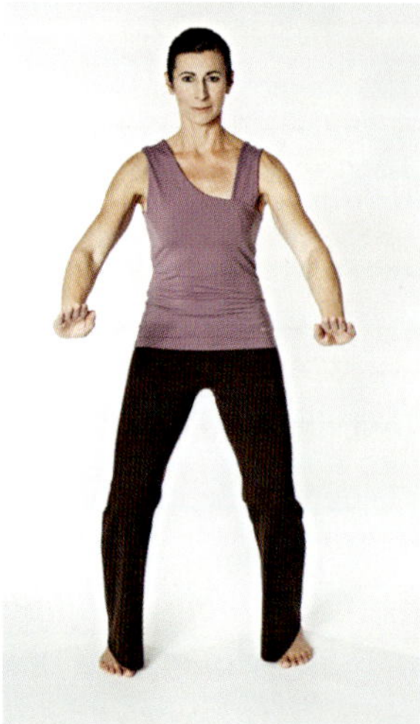

Endposition

Position	Name	Bewegung
Beidbeiniger Stand, Füße parallel zueinander, Knie locker gebeugt, Arme neben dem Körper	**Das Tor öffnen**	Die Arme steigen beim Einatmen bis auf Schulterhöhe nach oben und fließen mit der Ausatmung auf die Seite, mit der Einatmung wieder zurück vor den Körper und mit der Ausatmung sinken lassen.

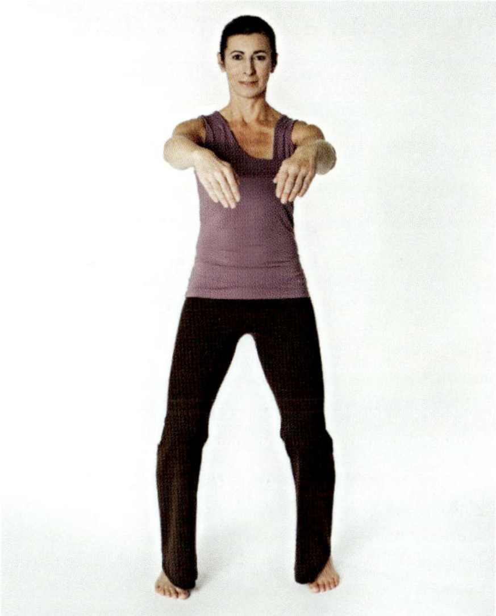

Das Tor öffnen, Arme heben

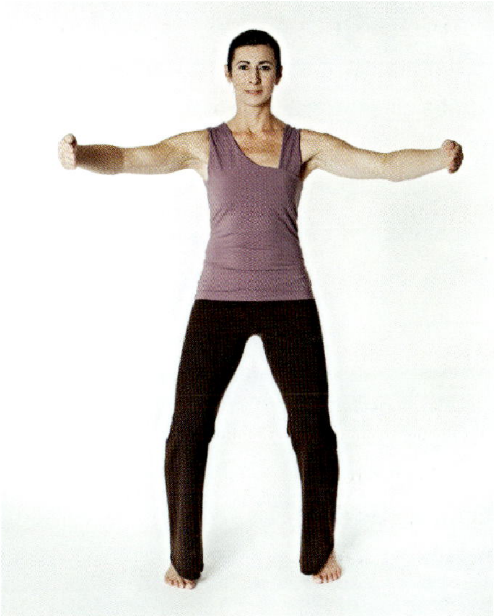

nach außen führen

7

Position	Name	Bewegung
Beidbeiniger Stand, Füße parallel zueinander, Knie locker gebeugt, Arme vor dem Körper, Handgelenke über Kreuz, Handflächen zeigen in Richtung Decke	**Wolken auseinander-schieben**	Die gekreuzten Hände vor dem Körper nach oben führen. Über dem Kopf die Ellbogen ausdrehen, die Handflächen zeigen dann nach außen. Die Hände über die Seite wieder sinken lassen.

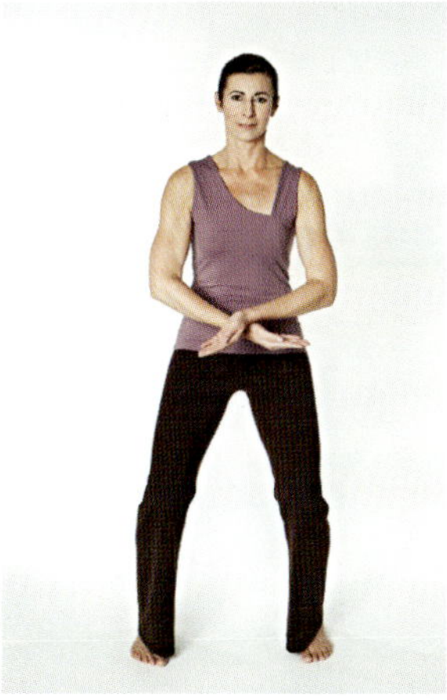

Wolken auseinanderschieben

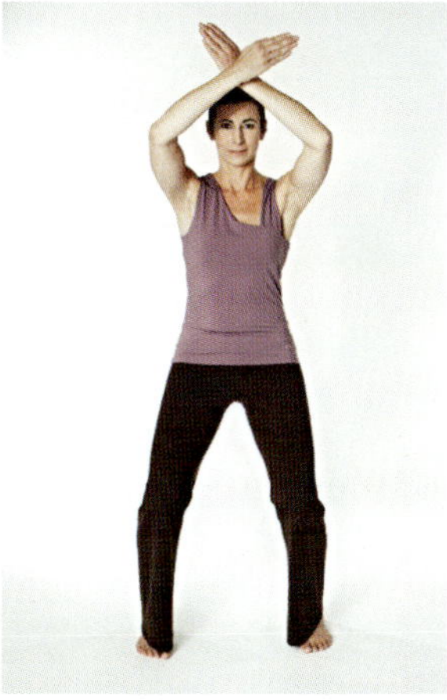

Handgelenke kreuzen

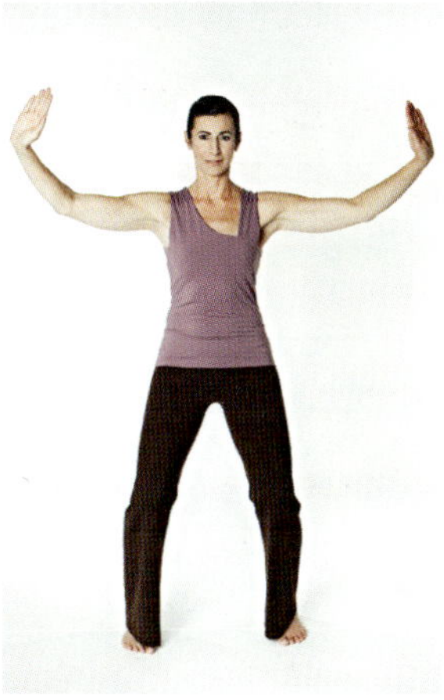

Arme ausbreiten

Position	Name	Bewegung
Beidbeiniger Stand, Füße parallel zueinander, Knie locker gebeugt, Arme neben dem Körper	Kranich	Mit der Einatmung das Gewicht nach links verlagern und den rechten Fuß heranziehen, während die Arme bis auf Schulterhöhe gehoben werden. Mit der Ausatmung den rechten Fuß dann wieder absetzen, während die Arme sinken und das Gewicht über die Mitte nach rechts verlagern.

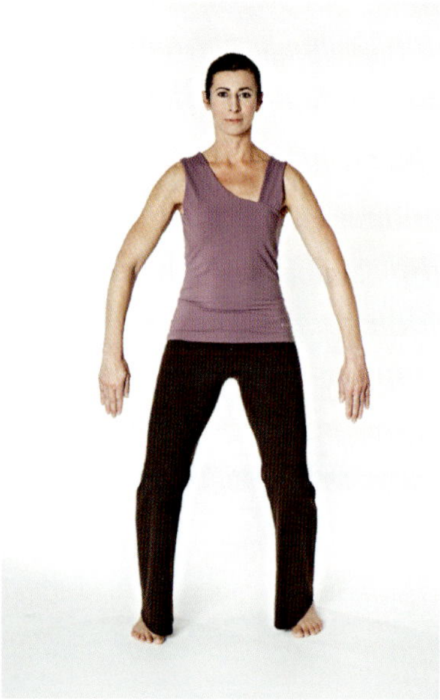

Ausgangsposition

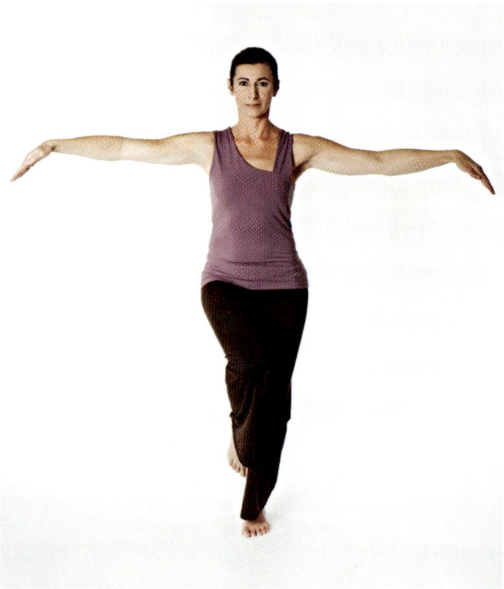

Kranich

Energie fließen lassen – Bewegungsabfolge aus dem Yoga

Ausgangsposition ist die Kindeshaltung, Päckchenhaltung.

Dauer: Ca. 5-10 min

Qualität: Sanft, aktivierend und anregend

Hilfsmittel: Keine

Ziel: Mobilisation der Gelenke, sanfte Aktivierung des Kreislaufs durch Umkehrposition als Vorbereitung für den Fokus „Das Prinzip des Flows"

Position	Atmung	Hinweise
Kindeshaltung, Arme lang nach vorne gestreckt	Fließen lassen	Die Schultern sind weit weg von den Ohren.
	Ausatmen	Die Hände fest in die Matte hineindrücken, die Schulterblätter wandern nach hinten in Richtung Beckenkamm. Der obere Rücken wird gestreckt.
	Einatmen	Der Atem strömt in den Rücken und der obere Rücken rundet sich.

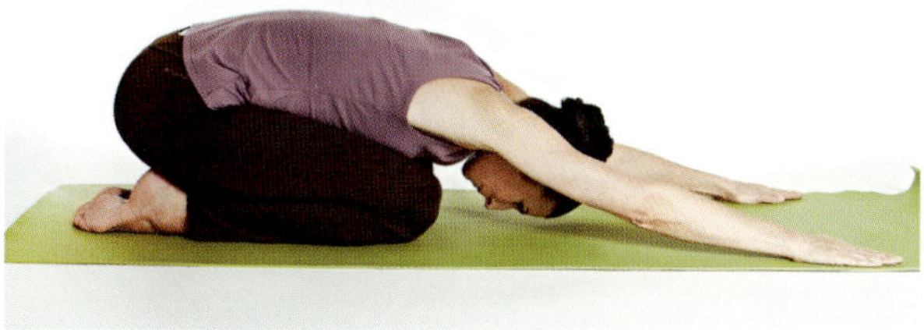

Kindeshaltung, Arme lang nach vorne gestreckt, …

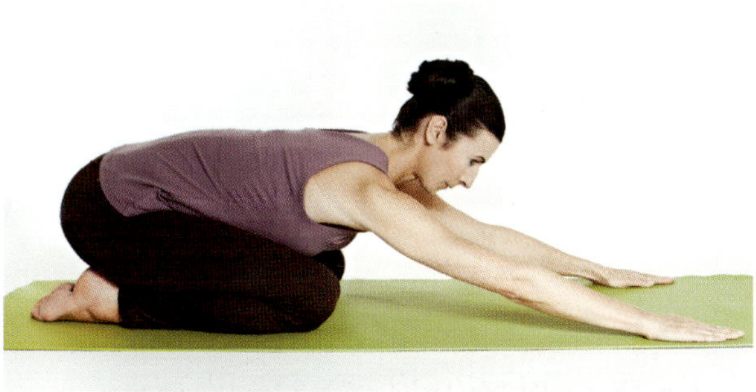

… ausatmen, strecken

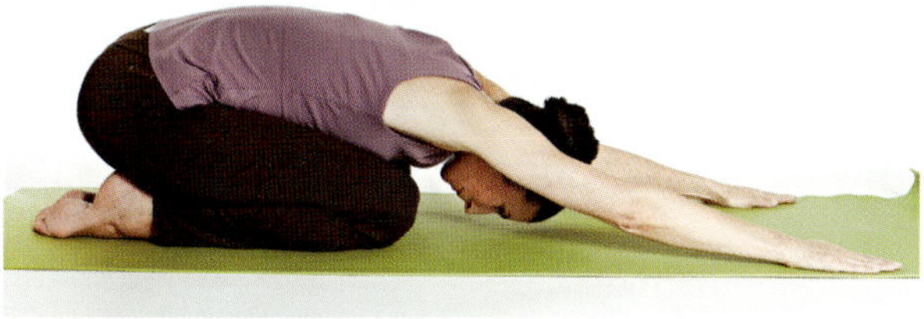

… einatmen, loslassen

Position	Atmung	Hinweise
Katze, Vierfüßlerstand	Ausatmen	Rund nach oben in einen Vierfüßlerstand rollen (Bild A)
	Einatmen	Kronenpunkt des Kopfs und Steißbein ziehen in unterschiedliche Richtungen.
Brett	Ausatmen	Die Fersen nach hinten schieben und die Knie von der Matte lösen. (Bild B)
Katze	Einatmen	Die Knie wieder absenken. (Bild A)
Katzbuckel	Ausatmen	Mit aktivem Powerhouse, vom Steißbein beginnend, den Rücken runden (Bild C)
Kindeshaltung	Einatmen	Das Gesäß in Richtung der Fersen schieben. (Bild D)

Diese Bewegungsabfolge mehrmals wiederholen, bis sich eine angenehme Wärme entwickelt hat.

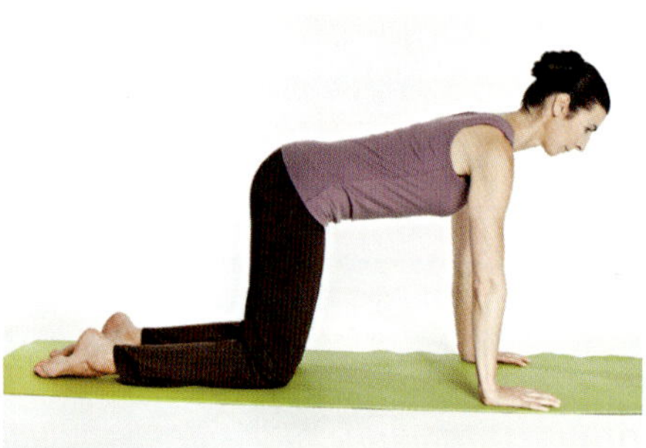

A: Katze, Vierfüßlerstand

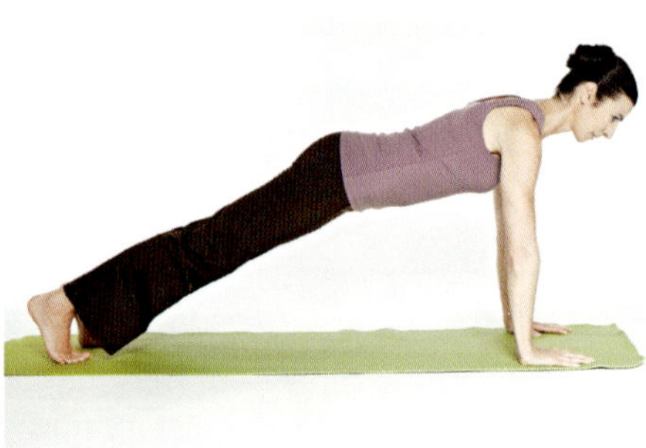

B: Brett

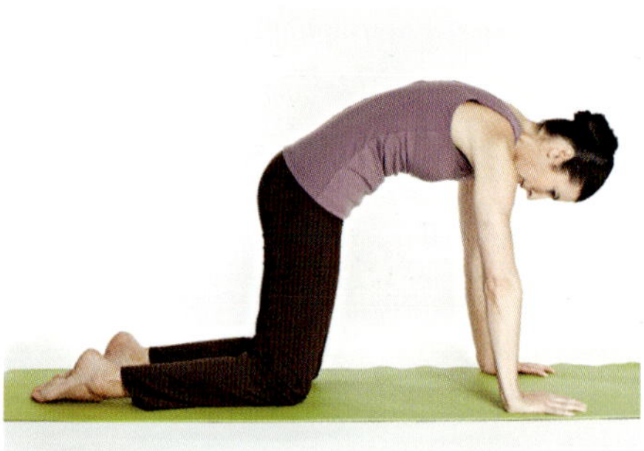

C: Katzbuckel

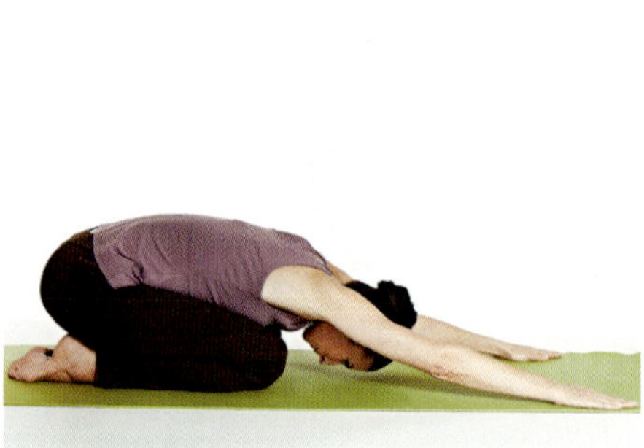

D: Kindeshaltung

Funktionelle Gelenkmobilisation

Ausgangsposition ist der Stand.

Dauer: Ca. 10 min

Qualität: Sanft, aktivierend und anregend

Hilfsmittel: Keine

Ziel: Mobilisation der Gelenke, sanfte Aktivierung des Kreislaufs als Vorbereitung für den Fokus „Das Prinzip von Kontrolle und Koordination"

Position	Fokus	Bewegung
Beidbeiniger Stand, Dreipunktbelastung über den Füßen	Längsspannung aufbauen, gleichmäßiger Druck der Füße in den Boden	Von den Fersen zu den Zehen in einer pendelnden Bewegung die Mitte finden. (Bild A)
Einbeiniger Stand, gleichseitiger Arm über Kniegelenk angebeugt	Balance finden, Hand- und Fußkoordination, Kniegelenkmobilisation	Zuerst aus dem Kniegelenk eine lockere Vor- und Rückbewegung sowie eine kreisende Bewegung. Hand und Fuß beschreiben dann den Kreis in die gleiche Richtung und danach gegengleich. (Bild B)

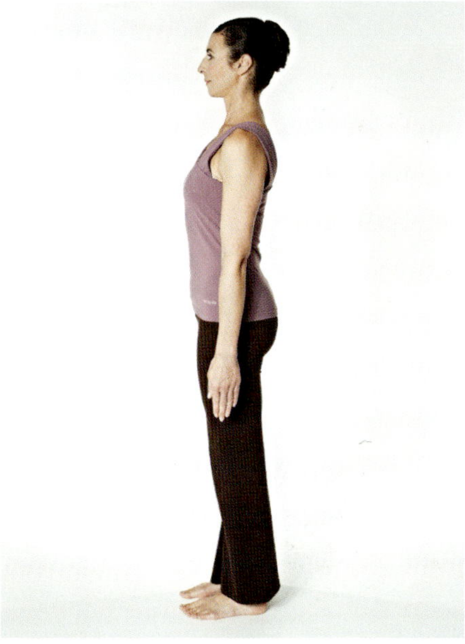

A: Beidbeiniger Stand, Dreipunktbelastung

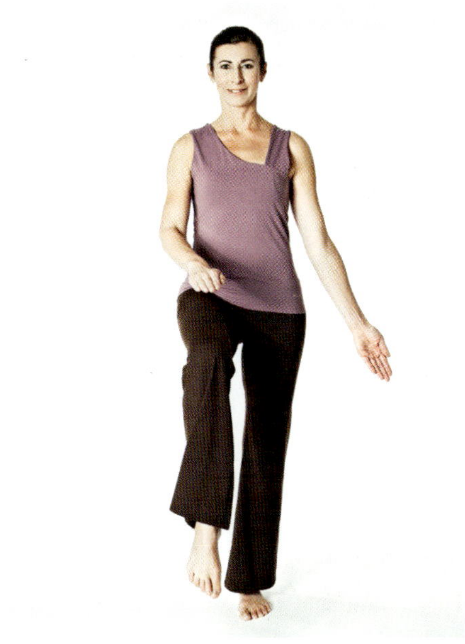

B: Einbeiniger Stand, Knie angebeugt

Position	Fokus	Bewegung
Einbeiniger Stand, rechter Winkel in Hüfte und Knie, Arme zur Seite gestreckt	Balance finden, Hüftgelenk- und Kniegelenkmobilisation	Mit dem Knie eine liegende Acht in die Luft zeichnen. (Bild A)
Alles auf der anderen Seite wiederholen		
Beidbeiniger Stand, Kniegelenke locker gebeugt	Beckenausrichtung	Seitwärts, Kreise und Achterbewegungen beschreiben. (Bild B)

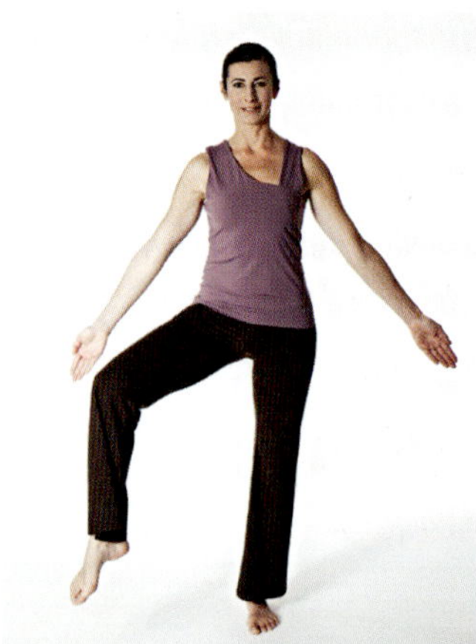

A: Mit dem Knie eine liegende Acht zeichnen

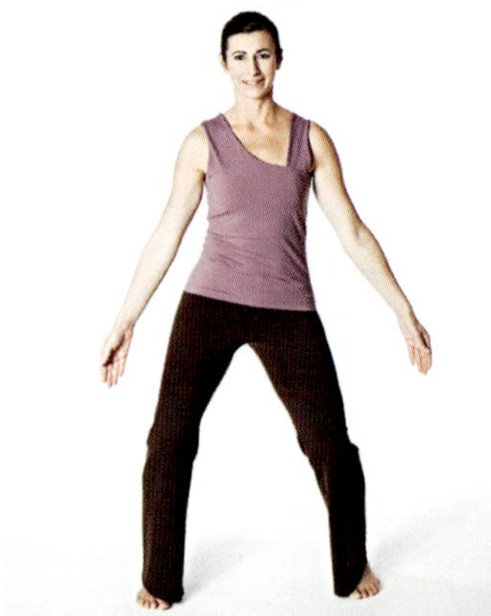

B: Kreise und Achterbewegungen seitwärts

Position	Fokus	Bewegung
Beidbeiniger Stand, Kniegelenke locker gebeugt	Brustbein sinken lassen	Brustbeinisolation, vor- und zurückschieben, kreisen lassen. (Bild A, B)
Beidbeiniger Stand, Kniegelenke locker gebeugt, Schultern bewegen sich hoch und tief.	Schultergelenkmobilisation, Koordination	Schultern kreisen lassen in unterschiedliche Richtungen.
Beidbeiniger Stand, Kniegelenke locker gebeugt, Arme wechselweise seitlich über den Kopf gestreckt	Dehnung der Körperseiten, Vertiefung der Atmung	Große, fließende Bewegungen (Bild D)

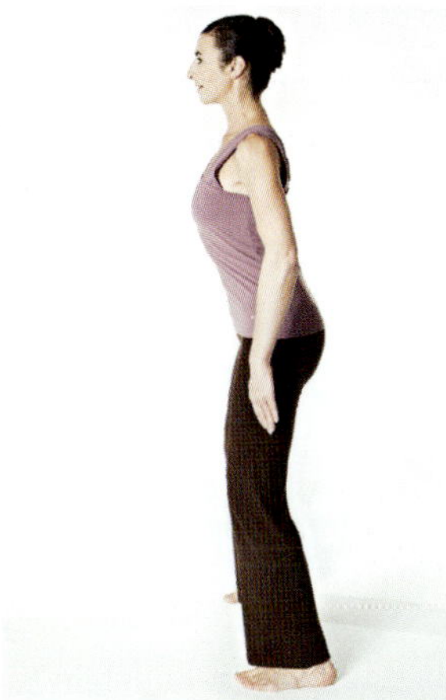

A: Das Brustbein vorschieben

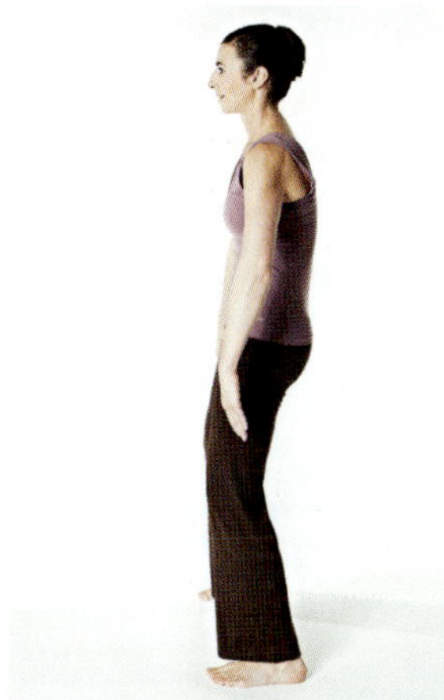

B: Das Brustbein zurückschieben

Position	Fokus	Bewegung
Seitstützposition nach links	Dehnung der Körperseiten, Vertiefung der Atmung	Strecken und lang werden, die Atmung in die rechte Seite des Brustkorbs schicken. (Bild C)
Seitstützposition nach rechts	Dehnung der Körperseiten, Vertiefung der Atmung	Strecken und lang werden, die Atmung in die linke Seite des Brustkorbs schicken.

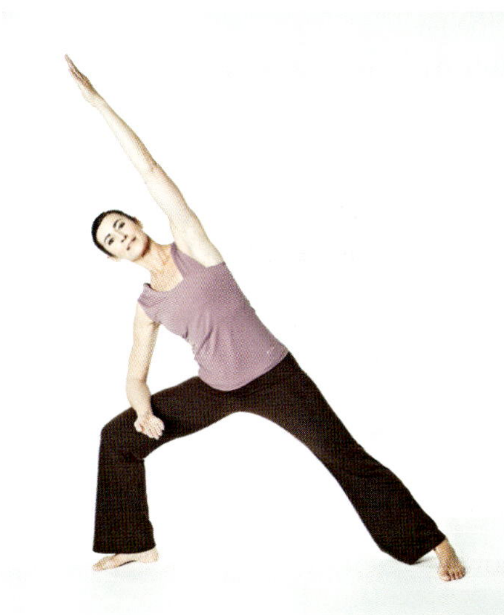

C: Arme wechselweise seitlich gestreckt

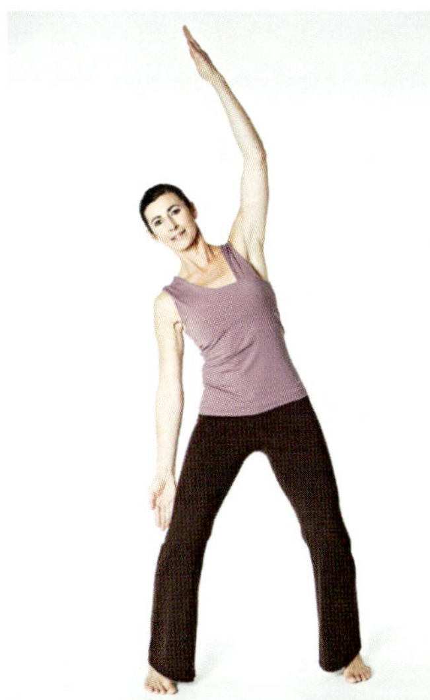

D: Seitstützposition

Mobilisation und Bewegung

Dauer: Ca. 10 min

Qualität: Sanft, aktivierend und anregend

Hilfsmittel: Keine

Ziel: Mobilisation der Gelenke, sanfte Aktivierung des Kreislaufs als Vorbereitung für die Übungen

Lassen Sie Musik nach Ihrem Geschmack laufen (oder bitten Sie Ihre Teilnehmerinnen, Musik mitzubringen) und nutzen Sie die Musik, um:

- unterschiedliche Schritte auszuführen, wie z. B. Fersengang, Zehenballengang, schleichen, huschen, laufen, hüpfen
- über die Bewegung wahrzunehmen, was sich gerade für Spannungs- und Entspannungszustände im Körper zeigen
- akustische Signale zu setzen und dadurch die Sinne zu schärfen
- durch bildhafte Anleitungen die Fantasie und Kreativität zu wecken, z. B. „bewege dich geschmeidig wie eine Katze"
- vielleicht sogar die Atmung an die Musik anzupassen und dadurch auch unterschiedliche Tempi zu entwickeln
- Fügen Sie Elemente aus dem sensomotorischen Training ein, die die Koordination und Aktivierung der Tiefenmuskulatur vorbereiten

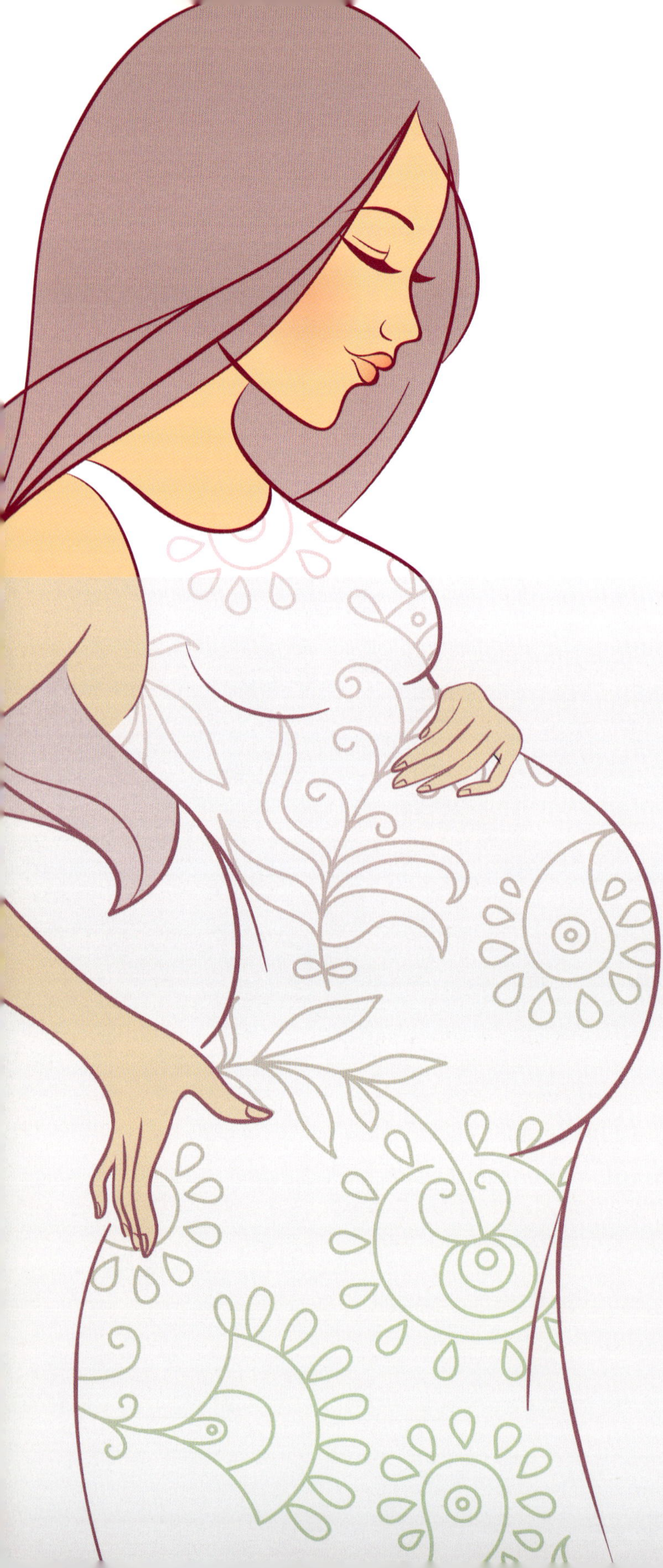

KAPITEL 8

Kapitel 8

ÜBUNGSSCHWERPUNKTE FÜR DIE EINZELNEN TRIMESTER

8.1 Erstes Trimester – eine neue Phase beginnt

In der ersten Phase der Schwangerschaft fühlen sich viele Frauen sehr müde und klagen über Übelkeit. Durch den veränderten Hormonhaushalt wird das Gewebe weicher, die Bänder und Gelenke flexibler. Für einige ist es daher schon von Anfang an unangenehm, längere Zeit in der Rückenlage zu bleiben, weil sich das Iliosakralgelenk bemerkbar macht. Ein zusammengefaltetes Handtuch unter dem Kreuzbein kann Abhilfe schaffen. Die Bauchlage kann unter Umständen auch schon unbequem sein, da der Busen empfindlicher ist. Einige Schwangere, vor allen Dingen Erstgebärende, trauen sich auch nicht, in diese Position zu gehen, obwohl es noch völlig unbedenklich ist.

Trotz der noch geringen Größe des Embryos von 6-7 cm gegen Ende des Trimesters und einem Gewicht von 30-40 g sind die Veränderungen auf körperlicher und emotionaler Ebene sehr intensiv und bedeuten zu Anfang eine große Umstellung. Vieles, was vorher selbstverständlich war, im Bereich Ausdauer und Belastung durch Kraftanstrengung, ist jetzt jedenfalls zeitweise nicht möglich und die Schwangere sollte ihr Training darauf abstimmen.

Es können noch alle Übungen aus dem Pilates-Programm absolviert werden, mit Ausnahme der „Hundreds", da die intensive Atmung die Übelkeit verstärken kann.

Die Übungen sollten jedoch alle mit kurzem Hebel ausgeführt werden, sodass nur eine geringe Spannung im Powerhouse entsteht.

Fokus für das Training im ersten Trimester

Ein Schwerpunkt kann in dieser Zeit auf die Präzision und Kontrolle der Übungen gelegt werden, damit diese dann später möglichst korrekt und sicher umgesetzt werden können. Mobilisation der Gelenke und das bewusste Atmen wirken Müdigkeit und Übelkeit entgegen.

Es ist besonders darauf zu achten, dass die Schwangeren in dieser Zeit sehr sanft üben und gewohnte Ausführungen zuerst abwandeln. Dies erfordert bei der Trainerin ein gutes Auge und manchmal diplomatisches Geschick, wenn sie übereifrige Teilnehmerinnen etwas bremsen muss. 8

Viele Teilnehmerinnen machen auch in dieser Zeit eine Pause und setzen erst im zweiten Trimester mit dem Training wieder ein. Wenn Sie als Trainerin noch nicht so viele Erfahrungen mit Schwangeren sammeln konnten, könnte dies auch eine Empfehlung sein, die Sie den Frauen gegenüber aussprechen.

Grundsätzliche Empfehlungen für das Training:

- kurze Hebel
- viel Bodenkontakt
- sanftes Atmen während der Übungsausführung
- kleine Pausen mit tiefer Bauchatmung einlegen
- immer aus der Basisposition heraus starten
- nur wenige Wiederholungen
- nur wenige Durchgänge pro Übung

Sanftes Übungsprogramm

Übersicht mit Varianten von klassischen Pilates-Übungen

- Atemwahrnehmung (s. Seite 48)
- Mobilisation im Stehen (s. Seite 57)
- Bridging I (s. Seite 71)
- Dead Bug Reverse (Seitlage) (s. Seite 69)
- Single Leg Circle (s. Seite 74)
- Single Leg Kick (s. Seite 75)
- Side Bend Reverse I (s. Seite 76)
- Twist (s. Seite 79)
- Spine Stretch (s. Seite 80)
- Single Leg Kick in der Bauchlage (s. Seite 90)
- Entspannung mit Atemwahrnehmung (s. Seite 67)

Übungen in der Rückenlage

Die Rückenlage ist die beste Position, um in das Training einzusteigen. Dort lässt sich am einfachsten eine gute Grundhaltung aufbauen und der große Bodenkontakt gibt Sicherheit. Die Konzentration kann hauptsächlich auf die Entwicklung von Länge, Ausrichtung der Wirbelsäule und eine moderate Grundspannung gelenkt werden.

Die Übungen in der Rückenlage fördern:

- Rumpfspannung
- Anbindung des Brustkorbes zum Beckenkamm
- Stabilität der Körpermitte
- Koordination von Stabilität der Körpermitte bei gleichzeitiger Mobilität der Extremitäten

Zu Beginn der Schwangerschaft ist ein längeres Verweilen in der Rückenlage noch gut möglich. Erst im zweiten, spätestens im dritten Trimester kann bei längerem Liegen das Vena-Cava-Syndrom auftreten (s. Seite 121).

Anleitung für die Rückenlage

Lege dich auf eine feste, ebenmäßige Unterlage (Matte oder Teppich). Achte darauf, dass dein Kopf bequem liegt. Wenn der Hals dabei etwas überstreckt ist, polstere ihn mit einem zusammengefalteten Handtuch. Lasse die Schultern weit weg von den Ohren wandern und spüre, wie die Schulterblätter in den Boden sinken. Das Brustbein zieht sanft in Richtung Körpermitte und es entsteht eine leichte Verbindung zwischen Brustkorb und Becken. Achte auf die neutrale Ausrichtung des Beckens und beuge die Beine bequem an. Zwischen den Knien und den Füßen ist ein gleich großer Abstand. Je nachdem, wie groß der Bauch ist, kannst du den Abstand auch verändern. Falls sich schon das Iliosakralgelenk bemerkbar macht und du Schmerzen in der Rückenlage spürst, hilft oft auch hier ein zusammengefaltetes Handtuch. Lege dieses so unter das Becken, dass die Kante des Tuches mit dem Beckenrand bündig ist. Deine Arme liegen neben dem Körper und die Fingerspitzen ziehen in Richtung der Füße.

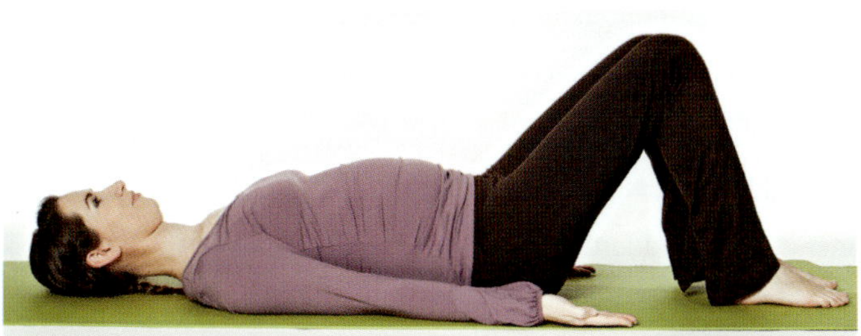

Die Arme liegen neben dem Körper und die Fingerspitzen ziehen in Richtung der Füße.

Atemwahrnehmung

Ausgangsposition: Rückenlage, die Knie können bequem gegeneinandergelehnt werden, das Becken ist neutral und das Kreuzbein sowie die unteren Rippen haben Kontakt zum Boden.

Während der Atem durch die Nase ein- und den Mund ausströmt, wird die Auflagenfläche des Bodens wahrgenommen und die feinen Veränderungen gespürt, die sich durch Ein- und Ausatmung ergeben.

Stelle dir vor, du liegst auf einem großen Handtuch und während du einatmest, wird es an beiden Enden gefasst und zieht dich in eine Länge. Bei der Ausatmung behältst du diese Länge und spürst in die Schultern und hinein. Nimm wahr, wie groß der Abstand zwischen deinen Schulterblättern ist und wie du durch die Atmung auch diesen Bereich in besseren Bodenkontakt bringen kannst. Mit der Einatmung weitet sich dabei dein Brustkorb wie ein Sonnenschirm und beim Ausatmen schließt er sich sanft wieder und fließt in Richtung Taille.

Knee Arcs

Ausgangsposition: Rückenlage, die Beine angebeugt und die Füße am Boden. Die Arme sind entspannt neben dem Körper und die Fingerspitzen ziehen in Richtung Fußende der Matte. Unter der Halswirbelsäule und unter der Lendenwirbelsäule ist eine leichte Wölbung.

Einatmen: In die Seiten des Brustkorbs einatmen und die Flanken in die Matte fließen lassen.

Ausatmen: Das Powerhouse sanft aktivieren und den rechten Fuß von der Matte heben, das Knie bleibt dabei gebeugt und die Bewegung findet aus dem Hüftgelenk statt, als wäre der Fuß mit Kaugummi am Boden festgeklebt.

Einatmen: Wieder in die Ausgangsposition zurückkehren.

Ziel: Rumpfstabilisation, Hüftgelenkmobilisation

Das Gleiche auf der anderen Seite wiederholen.

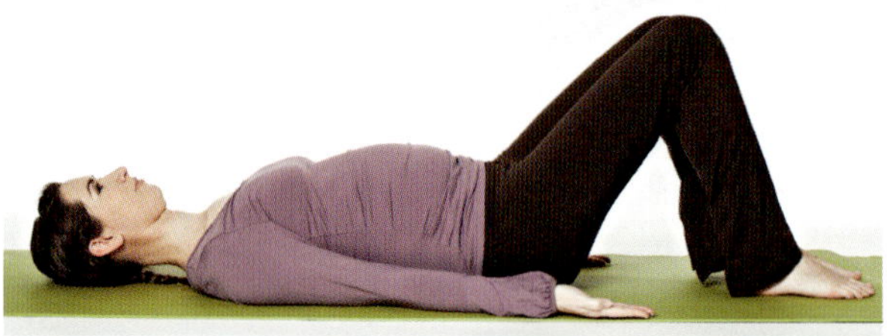

Ausgangsposition

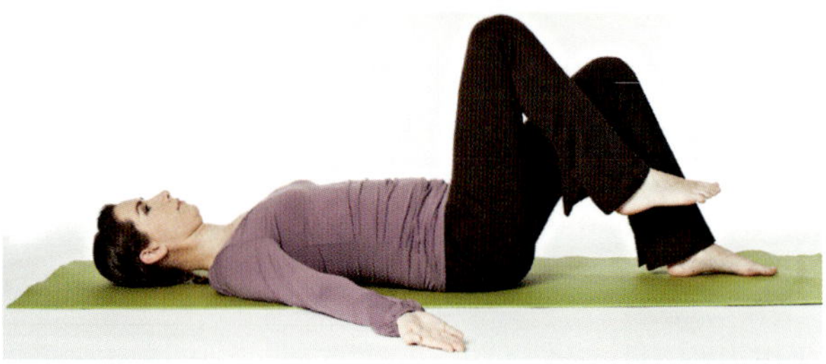

Heben

Dead Bug Reverse

Ausgangsposition: Rückenlage, die Beine sind angebeugt und Füße am Boden. Die Arme sind lang nach hinten ausgestreckt und auf dem Boden abgelegt.

Einatmen: In die Seiten des Brustkorbs einatmen und die Flanken in die Matte fließen lassen.

Ausatmen: Das Powerhouse sanft aktivieren und den rechten Arm und das linke Bein vom Boden langsam gegen einen imaginären Widerstand heben.

Einatmen: Wieder in die Ausgangsposition zurückkehren.

Ziel: Rumpfstabilisation, Schultergürtelorganisation

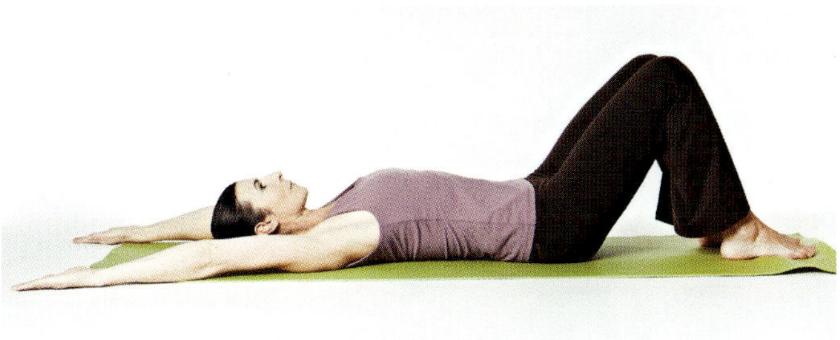

Ausgangsposition

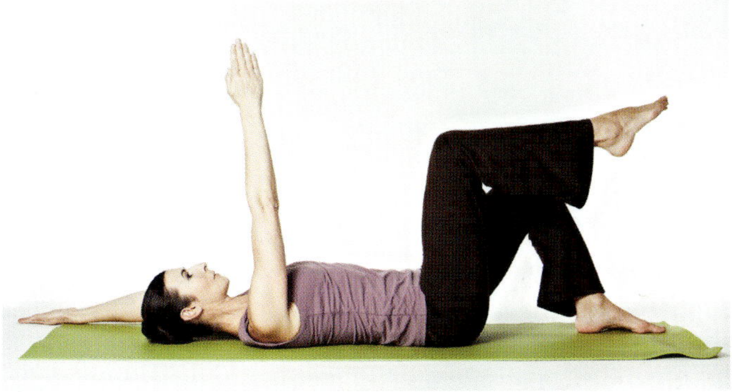

Heben

Dead Bug Diamant

Ausgangsposition: Rückenlage, die Beine sind angebeugt und in einem 90°-Winkel in der Luft. Die Knie haben einen großen Abstand zueinander und die Füße berühren sich (Charlie-Chaplin-Beine). Die Arme sind dicht neben dem Körper am Boden abgelegt.

Einatmen:	In die Seiten des Brustkorbs einatmen und die Flanken in die Matte fließen lassen.
Ausatmen:	Das Powerhouse sanft aktivieren, die Füße zusammendrücken und leicht in Richtung Boden absinken lassen.
Einatmen:	Wieder in die Ausgangsposition zurückkehren.
Ziel:	Rumpfstabilisation, Schultergürtelorganisation

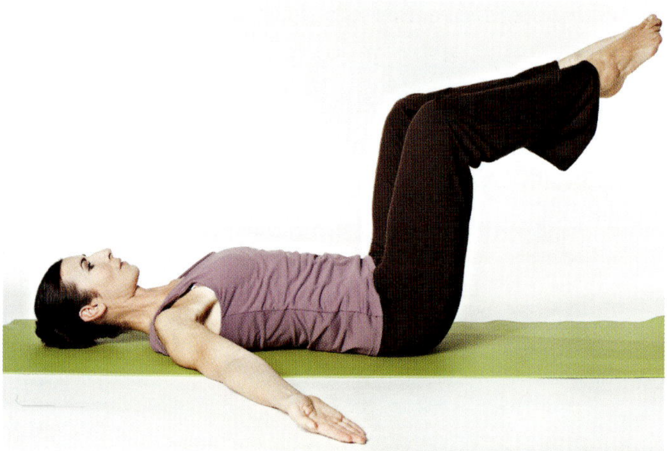

Ausgangsposition

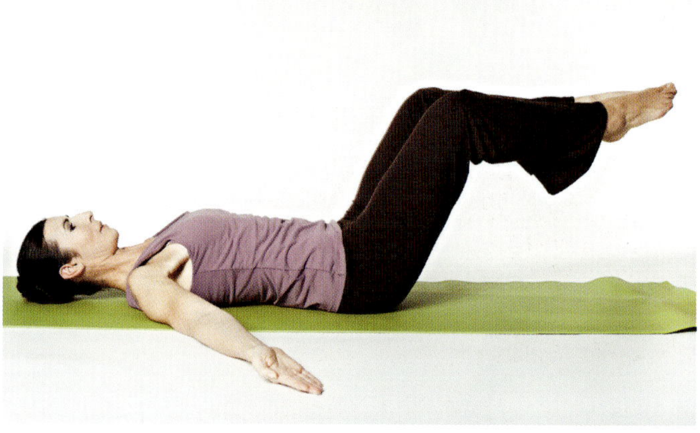

Sinken lassen

Bridging I

Ausgangsposition: Rückenlage, die Beine sind angebeugt und die Füße sind auf dem Boden aufgesetzt. Die Knie haben einen ungefähr faustgroßen Abstand zueinander und die Oberschenkel sind parallel. Die Arme sind dicht neben dem Körper auf dem Boden abgelegt.

Einatmen: In die Seiten des Brustkorbs einatmen und die Flanken in die Matte fließen lassen.

Ausatmen: Das Powerhouse sanft aktivieren, das Kreuzbein rollt über den Boden, der untere Rücken schmiegt sich in die Matte hinein, das Becken hebt sich etwas von der Unterlage. Die Wirbelsäule löst sich wie ein Klettband von der Matte. Langsam Wirbel für Wirbel nach oben rollen, bis nur noch der Schultergürtel auf der Matte ruht.

Einatmen: Wieder in die Ausgangsposition zurückrollen.

Ziel: Mobilisation der Wirbelsäule, segmentale Ansteuerung

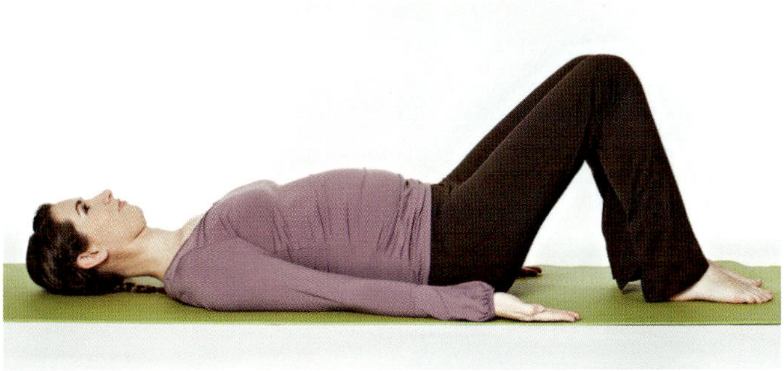

Ausgangsposition

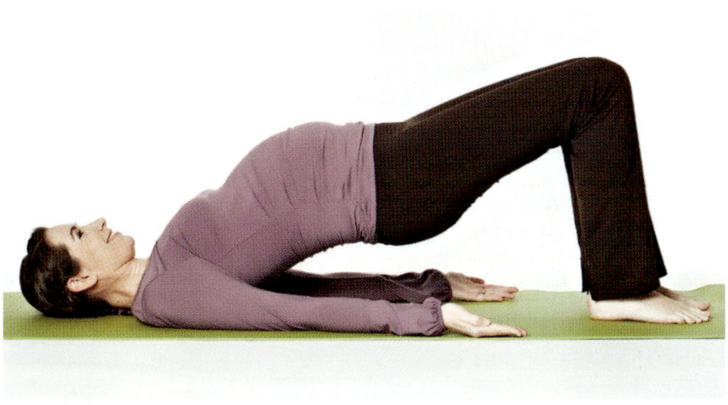

Endposition

Bridging II

Einatmen: In die Seiten des Brustkorbs einatmen und die Flanken in die Matte fließen lassen.

Ausatmen: Das Powerhouse sanft aktivieren, das Kreuzbein rollt über den Boden, der untere Rücken schmiegt sich in die Matte hinein. Mit dem rechten Fuß etwas mehr Druck in die Matte geben und das Becken schräg nach oben rollen.

Einatmen: Wieder in die Ausgangsposition zurückrollen.

Ausatmen: Auf der anderen Seite wiederholen.

Ziel: Mobilisation der Wirbelsäule, segmentale Ansteuerung

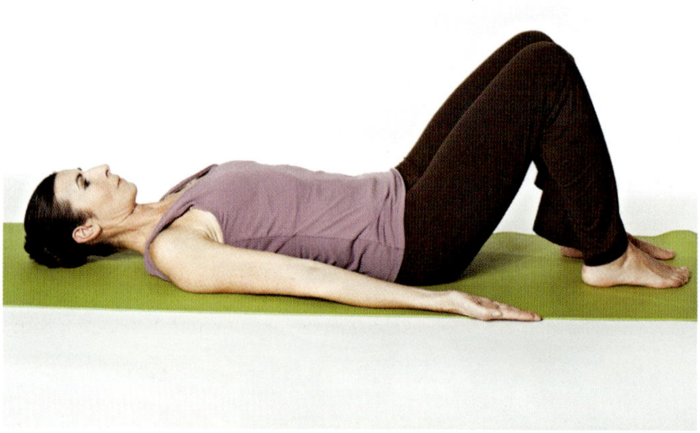

Ausgangsposition

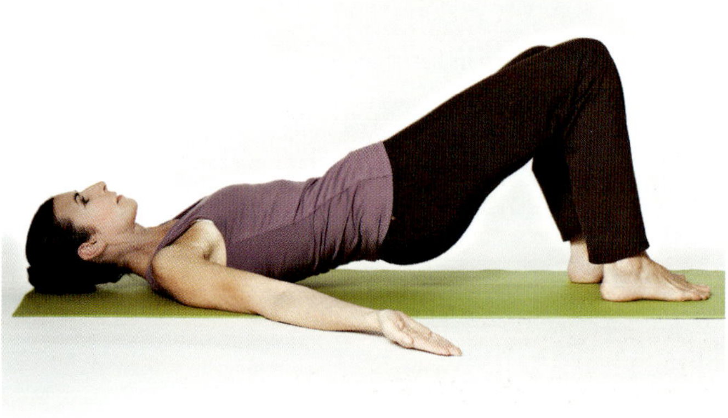

Endposition

Übungen in der Seitlage

Übungen in der Seitlage bieten schon eine größere Herausforderung für die Übende. Bei korrekter Ausrichtung ergibt sich eine nur noch geringe Auflagefläche und es muss daher mehr ausgeglichen werden. Je nach Lage der Beine kann hier noch mit kleinem und größerem Hebel trainiert werden und die

Übungen in der Seitlage fördern:

- die Aktivierung der tiefen, stabilisierenden Strukturen der Wirbelsäule
- die gleichmäßige Anbindung des Brustkorbs zum Beckenkamm
- die tiefen Anteile der seitlichen und queren Bauchmuskulatur
- die Mobilität des Hüftgelenks
- je nach Position des unteren Arms die Stützkraft und die Stabilität de Schultergürtels

Anleitung für die Seitlage

Lege dich in Seitlage auf die Matte. Falls der Untergrund besonders hart ist, kannst du ein einfach zusammengefaltetes Handtuch unter dem hervorspringendsten Punkt des Oberschenkels (großer Rollhügel, Trochanter major) platzieren. Strecke entweder den unteren Arm lang aus, sodass er sich in einer Linie mit dem Oberkörper befindet, oder beuge den Arm rechtwinklig an und schiebe ein Polster unter den Kopf, damit er in Verlängerung der Wirbelsäule ausgerichtet ist. Ziehe auch hier die Schultern weit weg von den Ohren. Die Schulterblätter haben einen gleichmäßig großen Abstand zur Wirbelsäule, als hättest du in deinem Oberteil den Bügel vergessen. Daher liegt die Schulter eher punktuell als flächig auf. Die andere Hand setzt du vor dem Oberkörper sanft auf die Matte. Schiebe die obere Hüfte in Richtung der Füße, bis beide Hüftgelenke in einer Linie übereinander ausgerichtet sind und spüre, wie dadurch die Taille etwas angehoben wird. Die Beine sind entweder beide rechtwinklig angebeugt oder in einem 30°-Winkel in der Hüfte lang ausgestreckt.

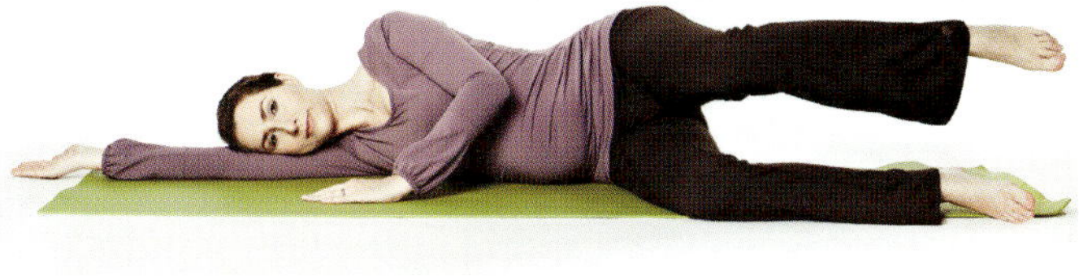

Seitlage mit angebeugten Beinen

Single Leg Circle I

Ausgangsposition: In der Seitlage sind die Beine im rechten Winkel angebeugt.

Einatmen: Das obere Bein anheben und auf Hüfthöhe lang ausstrecken.

Ausatmen: Das Powerhouse sanft aktivieren und jeweils mit der Ausatmung mit dem Bein 4 x einen Kreis in eine Richtung beschreiben. Das Bein schraubt sich aus der Hüfte in die Länge, während das Becken stabil bleibt.

Ziel: Rumpfstabilisation, Mobilisation des Hüftgelenks

Nach einer kurzen Pause in die Gegenrichtung wechseln.

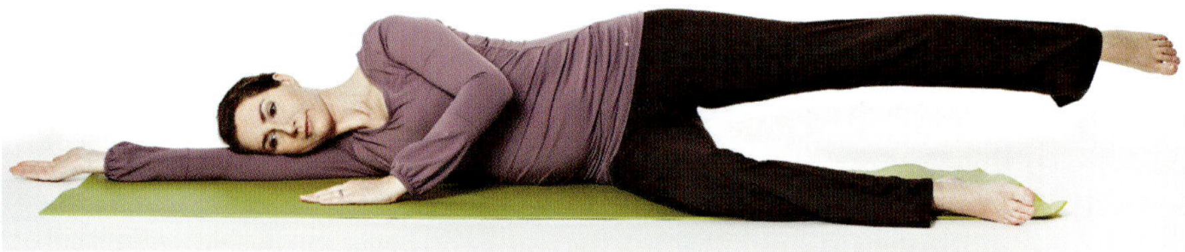

Bein gestreckt in der Luft

Single Leg Circle II

Einatmen: Das obere Bein anheben und auf Hüfthöhe lang ausstrecken.

Ausatmen: Das Powerhouse sanft aktivieren und jeweils mit der Ausatmung mit dem Bein 4 x einen Kreis in eine Richtung beschreiben, dabei den Kreis spiralig immer größer werden lassen.

Ziel: Rumpfstabilisation, Mobilisation des Hüftgelenks

Nach einer kurzen Pause in die Gegenrichtung wechseln.

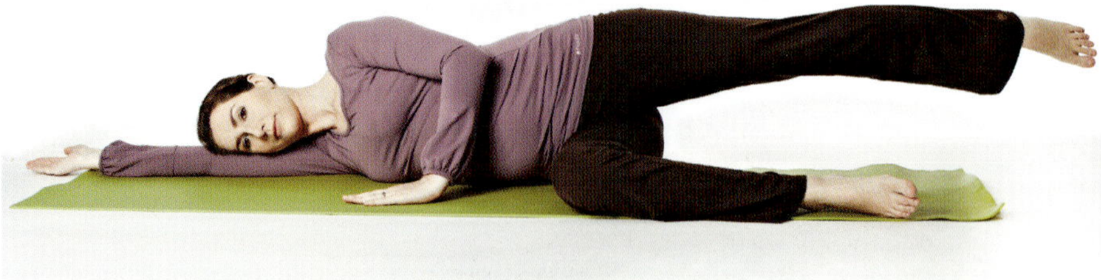

Kreis beschreiben

Single Leg Kick

Ausgangsposition: In der Seitlage sind die Beine im rechten Winkel angebeugt.

Einatmen: Das obere Bein anheben und auf Hüfthöhe lang ausstrecken.

Ausatmen: Das Powerhouse sanft aktivieren.

Einatmen: Das Bein aus dem Hüftgelenk in eine Außenrotation bringen, wie ein Schlüssel, der ein Schloss aufschließt, um eine Tür zu öffnen.

Ausatmen: Das Bein anheben (die Tür geht auf), dabei bleibt das Becken stabil.

Einatmen: Das Bein wieder sinken lassen (die Tür geht wieder zu).

Ausatmen: Das Bein eindrehen, bis die Ausgangsposition erreicht ist. Der Schlüssel schließt wieder ab.

Ziel: Rumpfstabilisation, Mobilisation des Hüftgelenks, Abduktorentraining

Nach einer kurzen Pause auf der anderen Seite wiederholen.

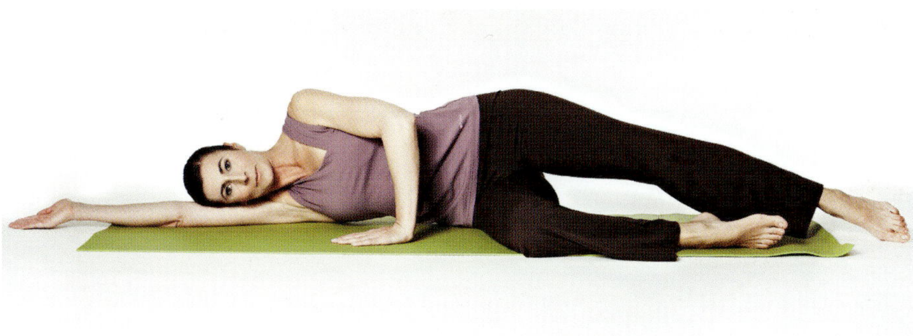

Ausgangsposition

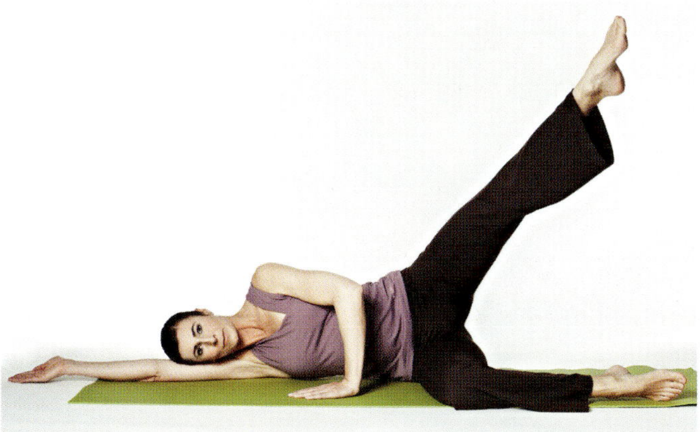

Bein heben

Side Bend Reverse I

Ausgangsposition: In der Seitlage ist das untere Bein angebeugt und das obere Bein in Linie gestreckt. Der Kopf ist auf dem ausgestreckten Arm abgelegt. Der obere Arm ist in Richtung Decke gestreckt.

Einatmen: Längsspannung aufbauen und den oberen Arm in Richtung Kopf sinken lassen.

Ausatmen: Das Powerhouse sanft aktivieren und jeweils mit der Ausatmung Arm und Bein wie bei einer Marionette einander annähern.

Ziel: Rumpfstabilisation, Kräftigung der seitlichen Bauchmuskeln

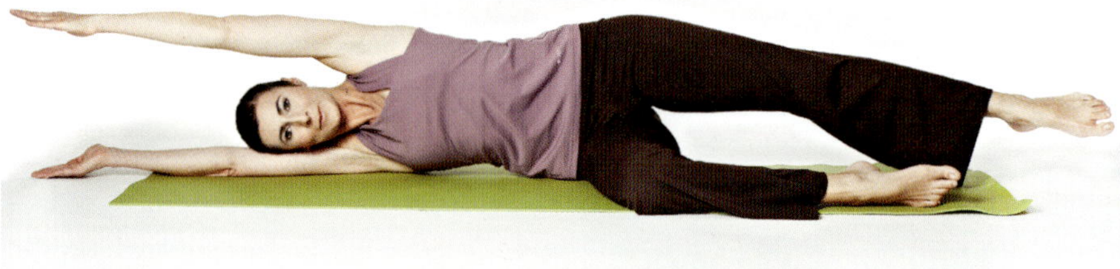

Ausgangsposition

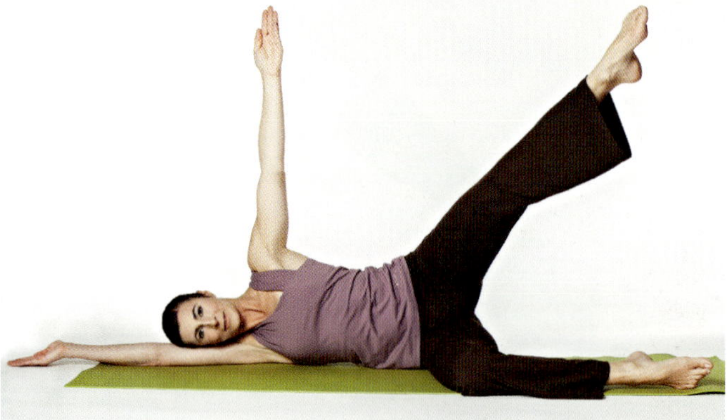

heben von Arm und Bein

Side Bend Reverse II

Die Ausgangsposition kann auch im seitlichen Stütz sein, sodass der untere Arm gestreckt aufgestützt ist und der Druck auf das angebeugte Bein gegeben wird.

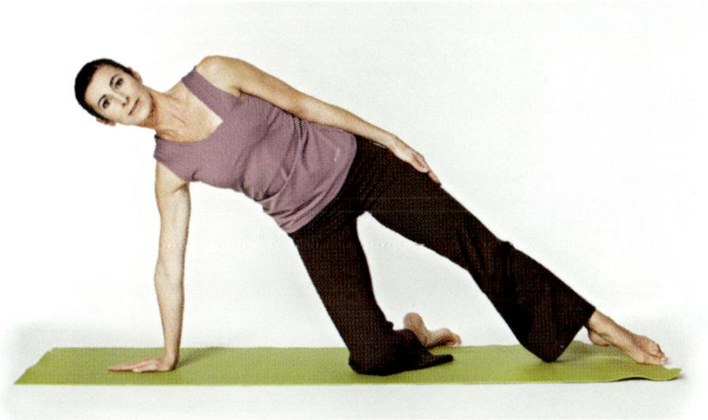

Seitstütz

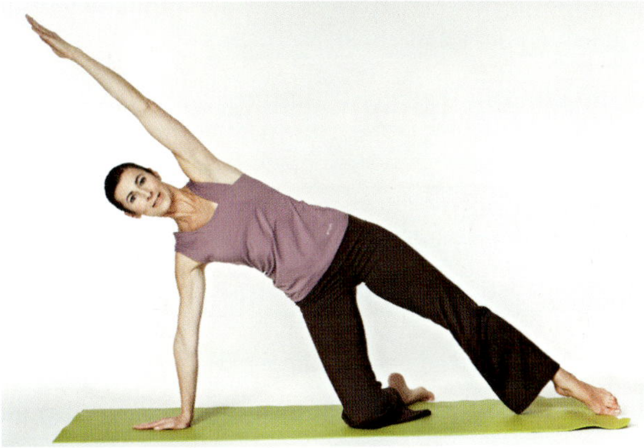

Ausgangspositon

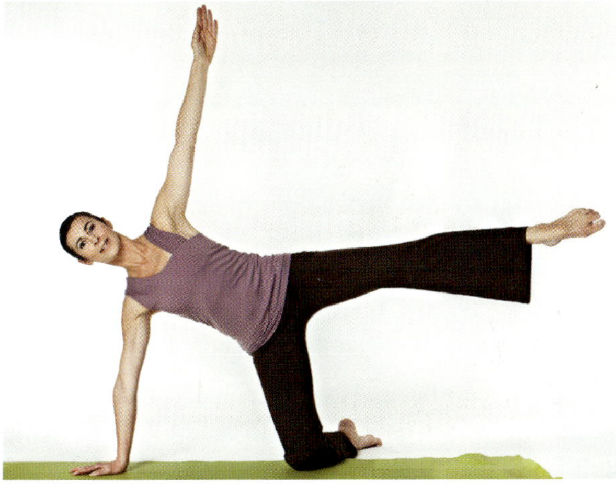

Heben von Arm und Bein

Übungen im Sitzen

Die sitzende Position ist sehr gut geeignet, um die Haltung mit gleichzeitiger Längsspannung zu fördern. Für den Sitz gibt es die verschiedensten Möglichkeiten: Fersensitz, Schneidersitz, Grätschsitz, Hürdensitz, Ringsitz, Langsitz sowie das Sitzen auf Kissen, Stuhl oder Ball. Es sollte in all diesen Varianten immer möglich sein, zentriert und mittig zu sitzen. Dabei ziehen die Sitzbeinhöcker nach unten und das Becken ist natürlich aufgerichtet. Daraus ergibt sich eine optimale Ausrichtung der Wirbelsäule. In Verlängerung dazu strebt der Kopf in Richtung Himmel.

Die Übungen im Sitz wirken folgendermaßen:

- Verbesserung der Atmung
- Aktivierung der seitlichen Brustkorbatmung
- durch Zugspannung eine Entlastung der Bandscheiben
- segmentale Ansteuerung
- Kräftigung des Rückenstreckers
- Mobilisierung der Wirbelsäule in alle Ebenen
- koordinierte Ansteuerung der Rumpfmuskeln
- je nach Beinposition eine Dehnung der ischiokruralen Muskulatur

Achtung! Ein zu großer Grätschsitz sollte während der Schwangerschaft vermieden werden, damit über die Adduktoren die Symphysenfuge nicht zu stark beansprucht wird. Ansonsten können sich im späteren Verlauf der Schwangerschaft oder nach der Geburt Beschwerden einstellen.

Anleitung für den Sitz

Setze dich im Langsitz oder Schneidersitz auf den Boden. Falls es dir nicht möglich ist, das Becken und die Wirbelsäule optimal auszurichten, setze dich etwas erhöht hin. Vielleicht ist dabei schon ein Handtuch oder eine Decke nützlich. Ansonsten kannst du alle Übungen bei wachsendem Bauchumfang auch auf dem Pezziball oder Stuhl ausführen. Spüre, wie die Sitzbeinhöcker wie Druckknöpfe in die Unterlage drücken und das Becken sich aufrichtet. Beobachte dabei die veränderte Spannung des Beckenbodens. Lasse das

Gefühl der Aufrichtung vom Becken aus über deine Wirbelsäule nach oben steigen und stelle dir vor, dass die Wirbel wie kleine Bauklötze übereinander aufgestapelt sind. Schaffe zwischen diesen Segmenten noch Platz für die Bandscheiben, indem du deinen Kopf wie einen schwerelosen Luftballon in die Höhe steigen lässt. Deine Schultern sind weit weg von den Ohren und die Schulterblätter wandern nach hinten unten und außen, sodass sich ein Abstand zwischen Oberarm und Brustkorb bildet. Dein Kinn zieht sanft in Richtung Brustbein und die Schlüsselbeine sind weit und offen.

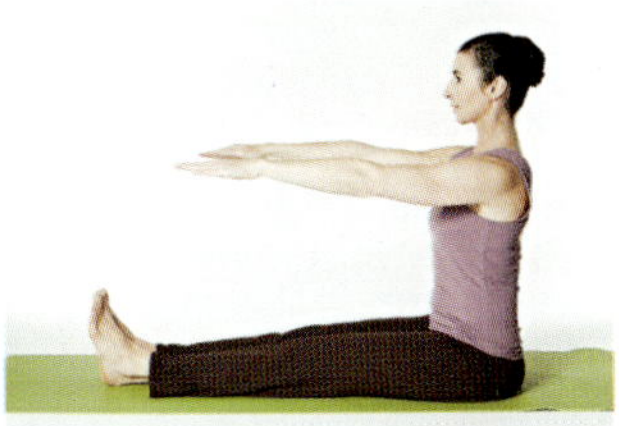

Langsitz, seitlich

Twist

Ausgangsposition: Im Schneidersitz oder Grätschsitz, die Arme sind angehoben und gebeugt, die Hände fassen die Unterarme. Die Handgelenke sind auf Magenhöhe und bleiben auch bei einer Drehung in dieser Position.

Einatmen: Längsspannung aufbauen und halten.

Ausatmen: Das Powerhouse sanft aktivieren und aus der Mitte heraus das Brustbein sanft zur Seite drehen. Das Becken bleibt stabil und die Drehung findet in der Brustwirbelsäule statt. Der Solarplexus unterhalb des Brustbeins schickt Sonnenstrahlen nach allen Seiten.

Einatmen: Wieder in die Mitte zurückdrehen.

Ausatmen: Auf die andere Seite drehen.

Ziel: Mobilisation der Wirbelsäule, segmentale Ansteuerung der Wirbelsäule

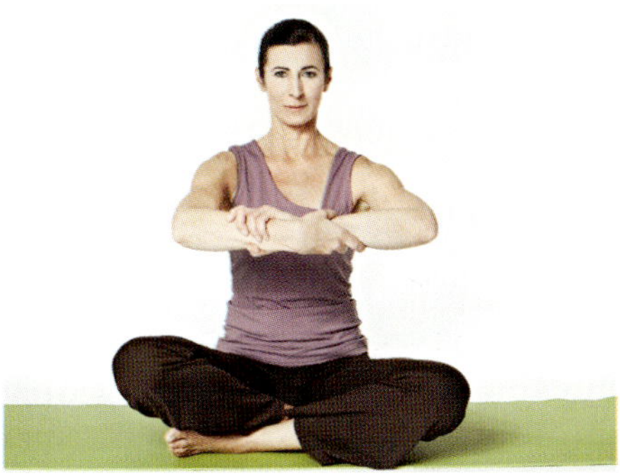

Ausgangsposition

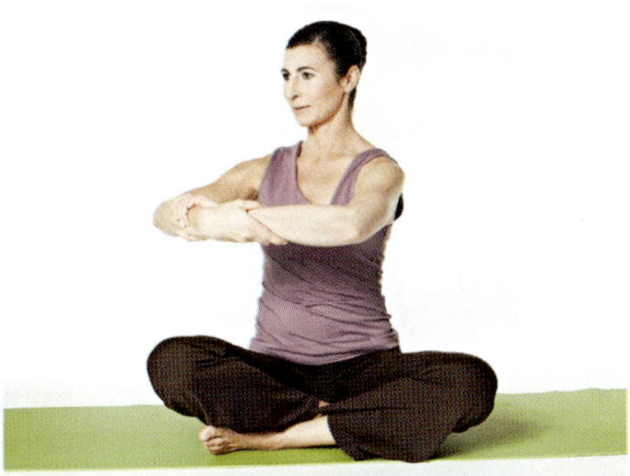

Drehung

Spine Stretch

Ausgangsposition: Im Schneidersitz oder Langsitz (Füße ungefähr mattenweit auseinander), die Hände sind neben den Hüften abgesetzt.

Einatmen: Längsspannung aufbauen und halten, die Arme auf Schulterhöhe nach vorne anheben.

Ausatmen: Das Powerhouse sanft aktivieren, das Becken neutral lassen, den Brustkorb schließen, die Brustwirbelsäule runden, das Brustbein sinkt in Richtung Körpermitte, der Nacken bleibt lang und die Nasenspitze taucht zwischen den Oberarmen ein. Die Längsspannung bleibt dabei erhalten, besonders die Länge der Körpervorderseite sollte berücksichtigt werden (als läge der Oberkörper auf einem großen Pezziball).

Einatmen: Wirbel für Wirbel aufrollen.

Ziel: Mobilisation der Wirbelsäule, segmentale Ansteuerung der Brustwirbelsäule

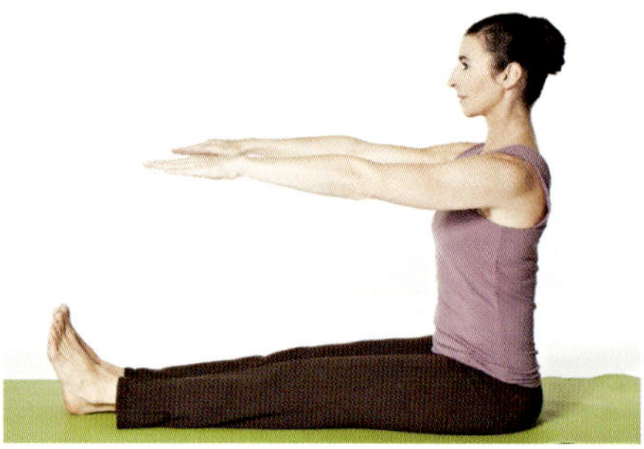

Ausgangsposition

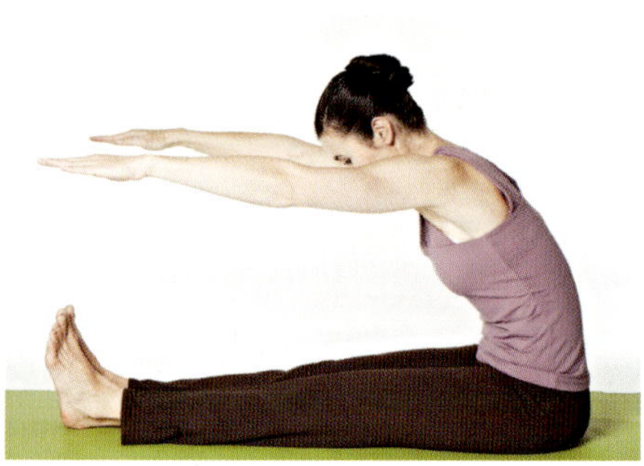

Brustwirbelsäule gerundet

Mermaid

Ausgangsposition: Im Schneidersitz oder Grätsche auf der Matte oder erhöht, die Arme sind weit zur Seite ausgestreckt, die Fingerspitzen berühren den Boden.

Einatmen: Längsspannung aufbauen und halten.

Ausatmen: Das Powerhouse sanft aktivieren und den rechten Arm anbeugen, der Ellbogen zieht in Richtung Taille, die Schulter bleibt tief, die Hand gibt etwas Druck in den Boden, der linke Arm wird leicht gebeugt angehoben.

Einatmen: Den linken Arm weiter anheben, Schulter bleibt tief und Ellbogen ist gebeugt.

Ausatmen: Den linken Arm in einem großen Bogen zum rechten Ellbogen führen und das Brustbein nach rechts drehen und etwas sinken lassen.

Einatmen: Den linken Arm wieder auf die Seite bringen.

Ausatmen: Den linken Arm sinken lassen.

Ziel: Rumpfstabilisation, Aktivierung der seitlichen Bauchmuskeln, segmentale Ansteuerung der Brustwirbelsäule 8

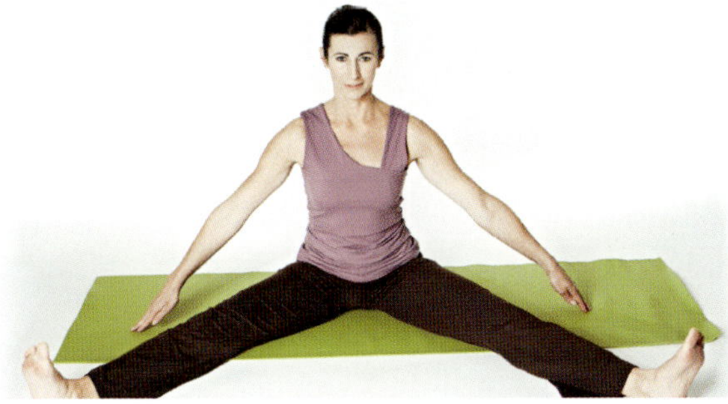

Ausgangsposition

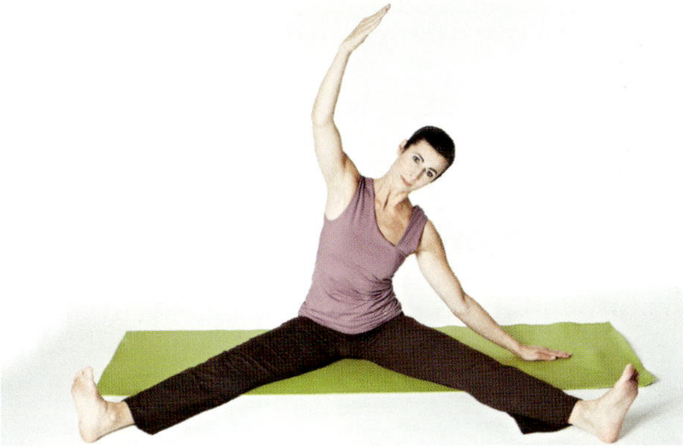

Seitneigung

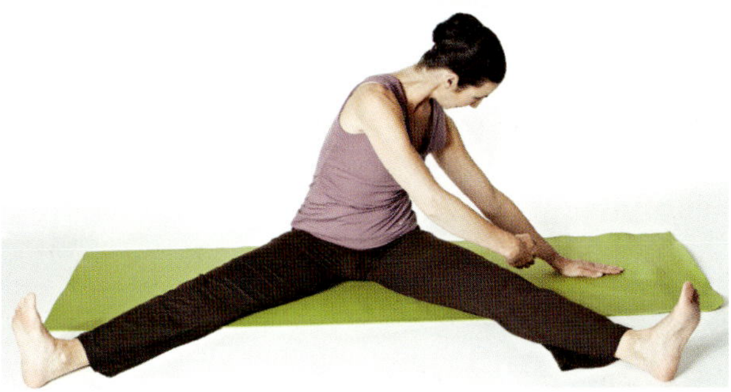

Rotation

Übungen im Vierfüßlerstand

Übungen aus dieser Position sind meistens kraftvoll und beanspruchen die Stützkraft. Sie erfordern eine gute Ausrichtung des Schultergürtels und sprechen einen großen Anteil der oberflächlichen Muskulatur an. Besonders in der Schwangerschaft ist der bewusste Kontakt mit dem Boden von Vorteil, damit dieser später als Hilfe unter der Geburt genutzt wird. Eine der empfehlenswerten Gebärhaltungen ist neben der Hocke auch der Vierfüßlerstand.

Übungen in dieser Position fördern:

- die Schultergürtelorganisation
- die Hand- und Armmuskelkraft
- die medialen und lateralen Anteile der Rückenmuskeln
- die Kräftigung der Gesäßmuskulatur
- die Koordination

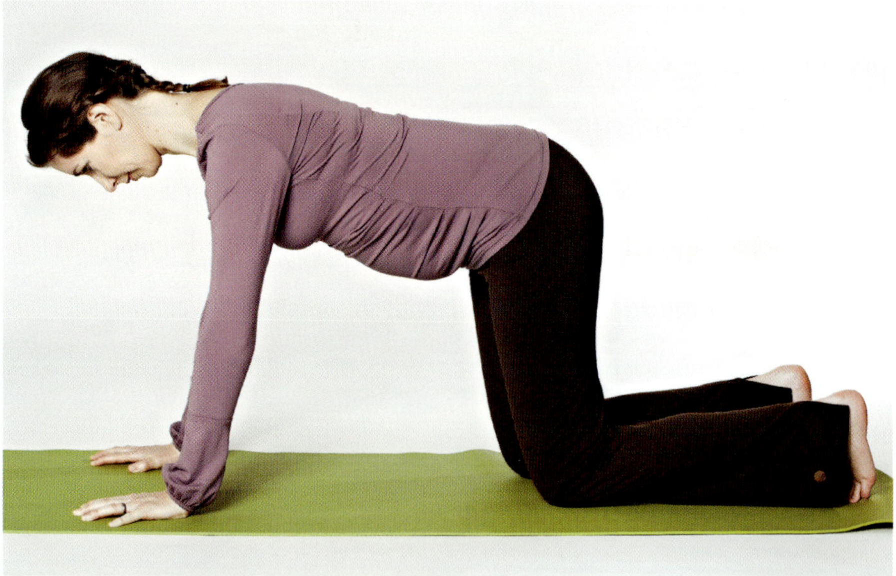

Ausgangsposition für Übungen im Vierfüßlerstand

Anleitung für den Vierfüßlerstand

Knie dich auf die Matte. Setze die Knie dabei so, dass sie sich unter den Hüftgelenken befinden, die Hände sind mit den Ellbogen und den Schultern in einer Linie. Um die Ellbogengelenke zu entlasten, lasse die Arme immer leicht gebeugt. Verteile den Druck auf deine Hände optimal, indem du die Hände krümmst und die Finger spreizt (wie Katzenkrallen im Bild unten). Drehe die Ellbogenbeugen nach vorne, um eine bessere Kraftübertragung zu bekommen. Ziehe deine Schultern wieder weit weg von den Ohren und schiebe die Schulterblätter in imaginäre Hosentaschen. Richte das Becken so aus, dass die Sitzbeinhöcker wie Scheinwerfer nach hinten leuchten können. In der Lendenwirbelsäule und in der Halswirbelsäule sind immer noch die leichten, natürlichen Wölbungen (Lendenwirbel- und Halswirbellordose) erhalten. Bringe einen großen Abstand zwischen den Kronenpunkt des Kopfs und die Sitzbeinhöcker (axiale Verlängerung) und baue eine sanfte Grundspannung auf. Gebe dafür etwas Zug von den Handgelenken in Richtung der Kniegelenke, bis es dir leicht fällt, die Bauchdecke anzuheben.

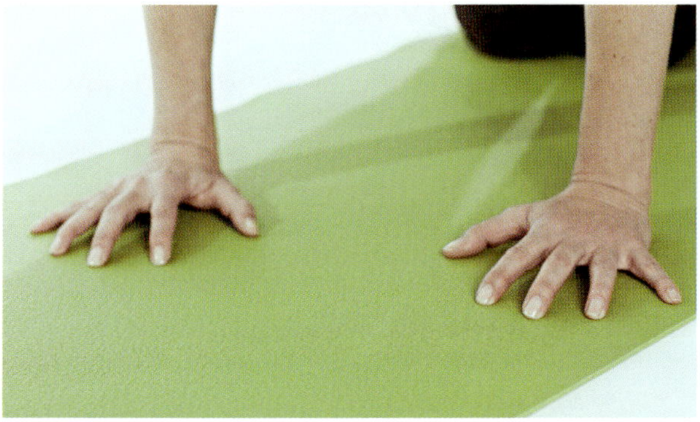

Katzenkrallen

Leg Pull Front (kurzer Hebel) I

Ausgangsposition: Vierfüßlerstand

Einatmen: Längsspannung aufbauen und halten.

Ausatmen: Das Powerhouse sanft aktivieren, die Fußballen in den Boden drücken und die Knie heben.

Einatmen: Zurückkehren.

Ziel: Rumpfstabilisation

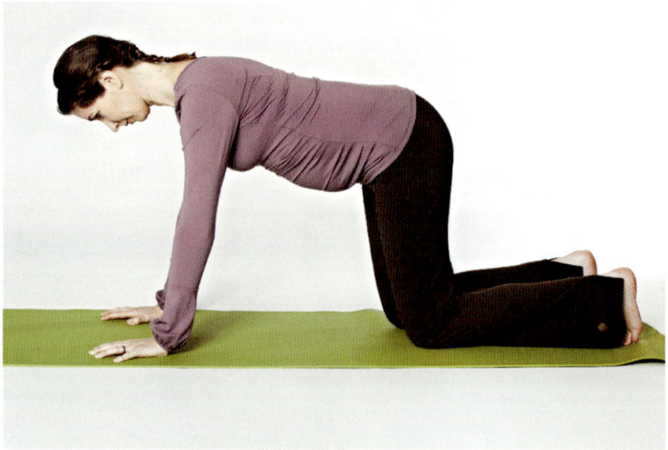

Knie am Boden

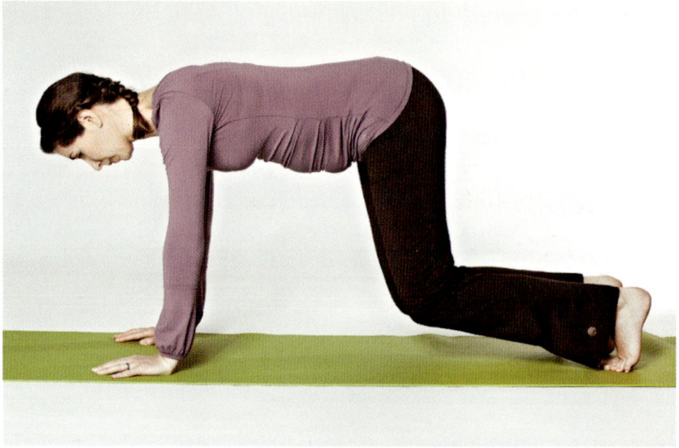

Knie angehoben

Leg Pull Front II

Ausgangsposition: Vierfüßlerstand

Einatmen: Längsspannung aufbauen und halten.

Ausatmen: Das Powerhouse sanft aktivieren, die Fußballen in den Boden drücken, die Knie heben. 8

Einatmen: Den rechten Fuß dicht über dem Boden anheben.

Ausatmen: Den rechten Fuß nach hinten strecken.

Einatmen: Das Bein wieder anbeugen und die Knie absenken.

Ziel: Rumpfstabilisation

Das Gleiche auf der anderen Seite wiederholen.

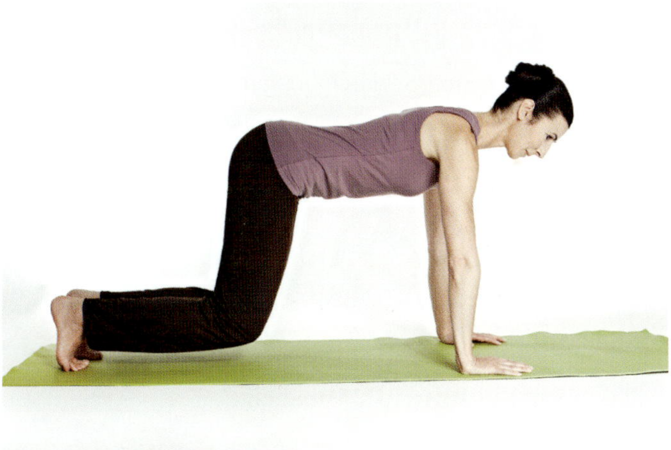

Knie in der Luft

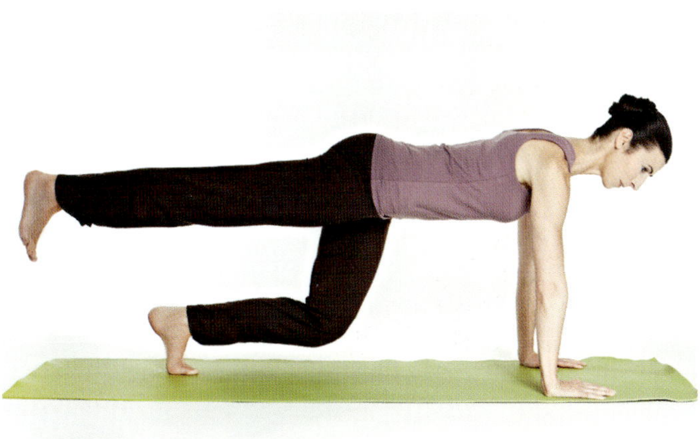

Bein nach hinten gestreckt

Star mit Armen I

Ausgangsposition: Im Vierfüßlerstand auf der Matte knien.

Einatmen: Längsspannung aufbauen und halten.

Ausatmen: Das Powerhouse sanft aktivieren und die rechte Hand über den Boden nach vorne gleiten lassen. Der Schultergürtel bleibt dabei ruhig und das rechte Schulterblatt bewegt sich wie bei einer Bahnschranke nach unten in Richtung Beckenkamm, während der Arm nach vorne gleitet.

Einatmen: Zurückkehren.

Ausatmen: Die linke Hand über den Boden nach vorne gleiten lassen. Das Schulterblatt fließt zu einer imaginären Hosentasche. Die Box bleibt dabei erhalten und die Schultern sind immer noch in der Ausgangsposition.

Einatmen: Zurückkehren.

Ziel: Rumpfspannung, Koordination, Schultergürtelorganisation

Das Gleiche auf der anderen Seite wiederholen.

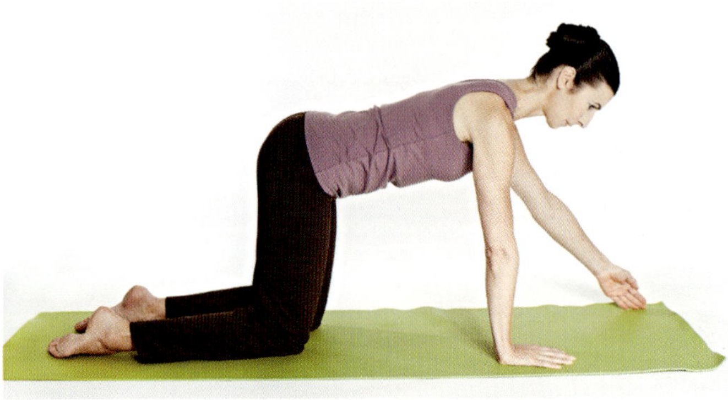

Ausgangsposition

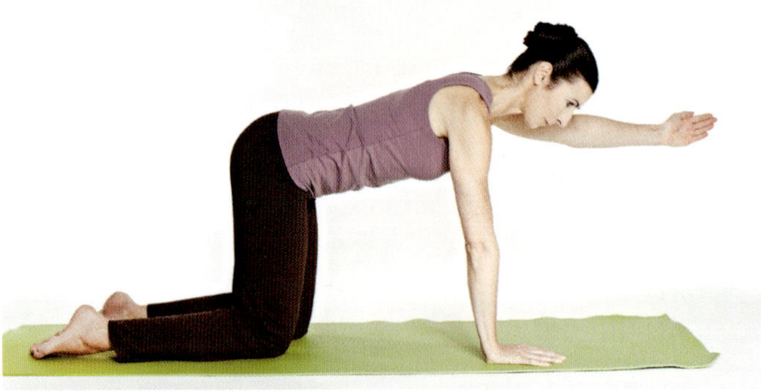

Arm nach vorne geschoben

Star mit Armen und Beinen II

Ausatmen: Das Powerhouse sanft aktivieren und den rechten Fuß über die Matte nach hinten gleiten lassen.

Einatmen: Halten.

Ausatmen: Die linke Hand über den Boden nach vorne rutschen lassen, die Box bleibt erhalten.

Einatmen: Vorbereiten.

Ausatmen: Rechtes Bein und linke Hand langsam vom Boden heben und ein imaginäres Gummiband auf Spannung bringen.

Einatmen: Beides wieder sinken lassen.

Ziel: Rumpfspannung, Koordination, Schultergürtelorganisation

Das Gleiche auf der anderen Seite wiederholen.

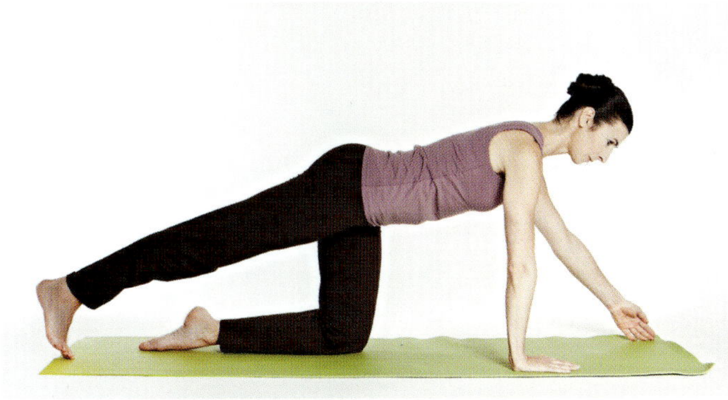

Arm und Bein gestreckt, am Boden

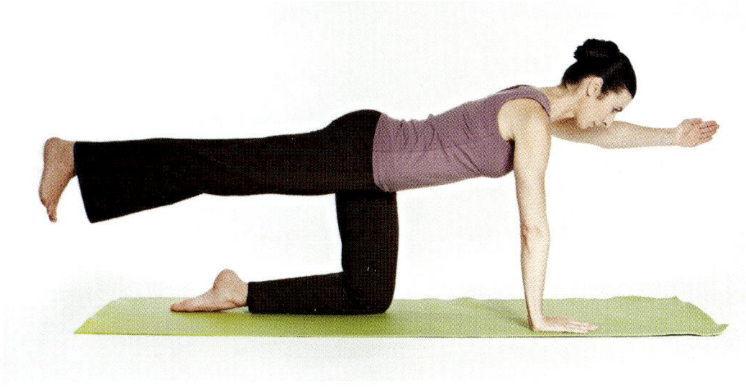

Arm und Bein angehoben

Übungen in der Bauchlage

Im ersten Trimester spricht nichts dagegen, in eine Bauchlage zu gehen. Es könnten daher alle klassischen Übungen in der Bauchlage, wie der Star, Dart und Flying Eagle, durchgeführt werden. Allerdings sind viele Frauen gerade in der ersten Zeit der Schwangerschaft sehr unsicher und trauen sich nicht, in die Bauchlage zu gehen. Als kleine Unterstützung bietet sich dafür ein zusammengerolltes Handtuch (oder ein Sitzkeil) an, welches unter das Schambein gelegt wird, um den Druck auf den Bauch zu vermindern.

Die Übungen fördern:

- die Schultergürtelorganisation
- die Kräftigung der medialen und lateralen Anteile der Rückenmuskulatur
- die segmentale Ansteuerung der tiefen Anteile der Rückenmuskulatur
- die Beweglichkeitserweiterung im Schultergelenk
- die Dehnung der Brustmuskeln
- die Entlastung der Nackenmuskulatur durch Mobilisierung und Längsspannung
- je nach Übung: die Dehnung des Hüftbeugers, der Muskulatur der Oberschenkelvorderseite

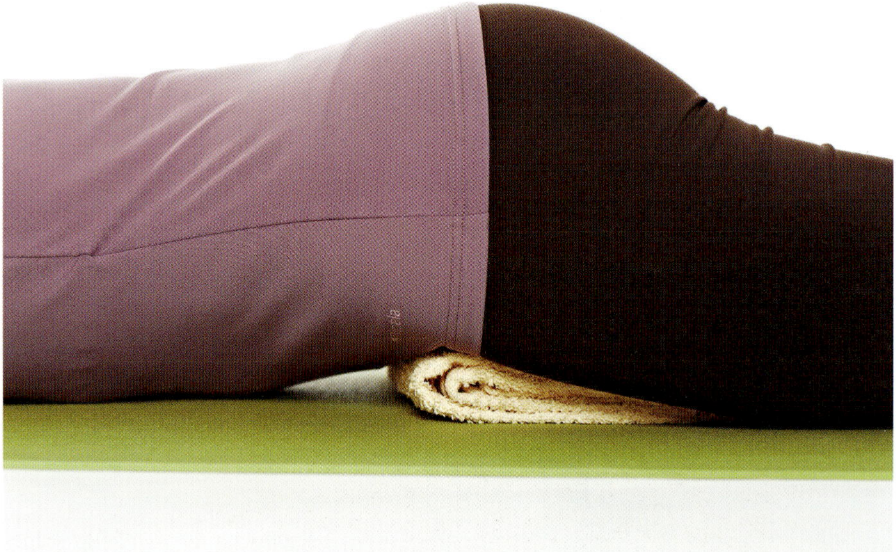

Handtuch unter dem Schambein

Anleitung für die Bauchlage

Komme aus der Seitlage in eine Bauchlage. Falls es dir unangenehm ist, lege dir eventuell ein zusammengerolltes Handtuch unter das Becken. Probiere aus, den Bauchnabel sanft nach innen zu ziehen und das Brustbein etwas in Richtung Körpermitte zu schieben. Die Beine sind lang gestreckt und leicht geöffnet abgelegt. Die Arme befinden sich neben dem Körper und die Fingerspitzen ziehen in Richtung der Füße.

Neck Rolls – Small Arches

Ausgangsposition: In der Bauchlage die Beine lang ausstrecken, die Füße sind ungefähr hüftbreit voneinander entfernt. Die Hände sind unter den Schultern platziert, die Ellbogen dicht am Körper. Die Stirn ist auf der Matte abgelegt.

Einatmen: Längsspannung aufbauen und behalten.

Ausatmen: Das Powerhouse sanft aktivieren und über die Brustwirbelsäule langsam und geschmeidig aufrollen, bis der Nacken sich streckt und der Kopf angehoben wird. Die Bewegung fließt wie eine Welle durch die Wirbelsäule.

Einatmen: Den Kopf nach rechts drehen.

Ausatmen: Den Kopf wieder zurückdrehen und langsam den Oberkörper sinken lassen. **Achtung!** Das Gesäß bleibt dabei locker!

Ziel: Koordination, segmentale Ansteuerung

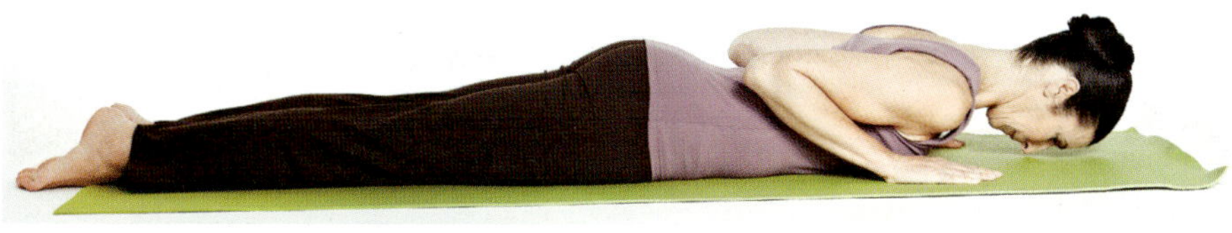

Ausgangsposition

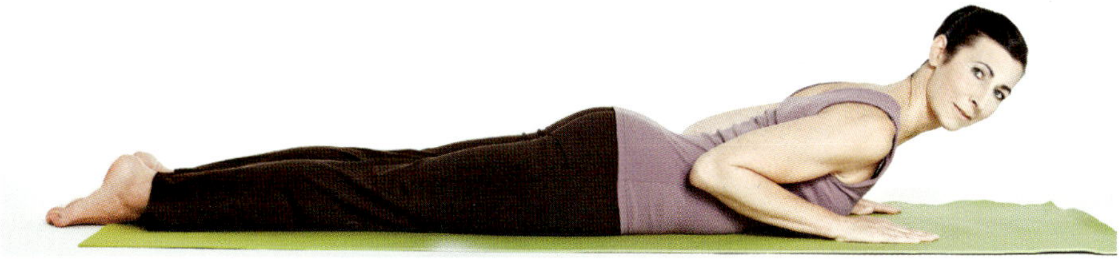

Endposition

Single Leg Kick

Ausgangsposition: In der Bauchlage die Beine lang ausstrecken, die Unterarme anbeugen und die Fäuste gegeneinander setzen. Die Schultern sind breit und zwischen den Schulterblättern ist ein großer Abstand. Das Brustbein zieht in Richtung Körpermitte, der Oberkörper ist leicht angehoben und nur das Schambein drückt in den Boden hinein.

Einatmen: Längsspannung aufbauen und behalten.

Ausatmen: Das Powerhouse sanft aktivieren und die Spannung beibehalten.

Einatmen: Mit der rechten Ferse sanft in Richtung Gesäß kicken, als sollte ein Trommel geschlagen werden.

Ausatmen: Das rechte Bein wieder kraftvoll strecken und es entweder dicht über dem Boden in der Luft halten oder ganz auf der Matte ablegen.

Einatmen: Das linke Bein anbeugen.

Ausatmen: Das linke Bein kraftvoll strecken, dabei bleibt der Rumpf stabil.

Ziel: Rumpfspannung, Koordination, sanfte Dehnung des Hüftbeugers

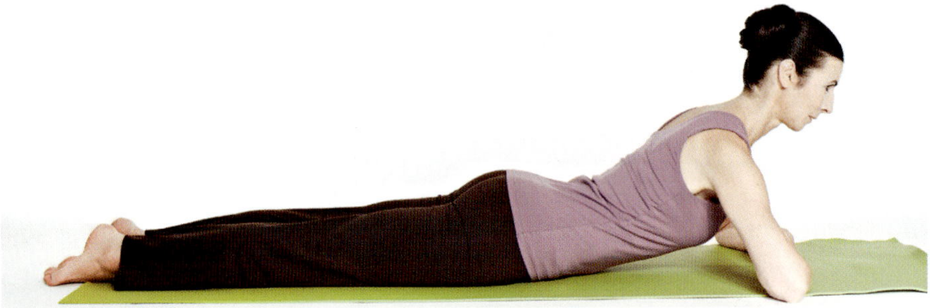

Ausgangsposition

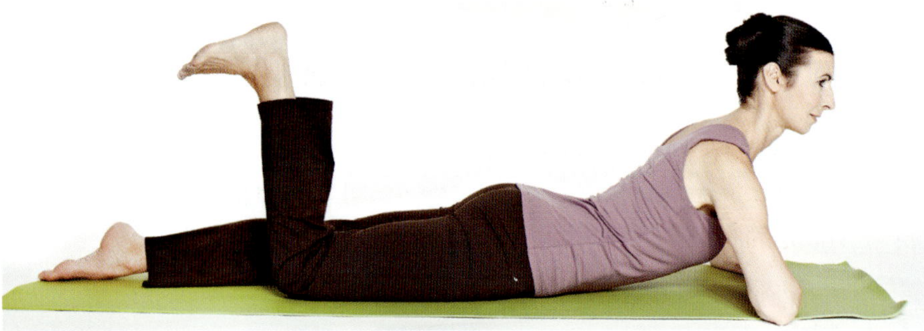

Endposition

8.2 Zweites Trimester – Kraft für zwei

In der zweiten Phase der Schwangerschaft hat eine Anpassung meistens stattgefunden und viele Frauen fühlen sich fit und energiegeladen. Wenn im ersten Drittel der Schwangerschaft die Übelkeit häufig dazu führt, dass das Gewicht entweder gleich geblieben oder sogar zurückgegangen ist, können nun Gelüste auftauchen, die das Gewicht schnell ansteigen lassen. Damit sich dies weder optisch, durch Schwangerschaftsstreifen, bemerkbar macht, noch andere Komplikationen, wie Diabetes, auftreten, ist eine sportliche Aktivität von Vorteil, die eine gute Körperwahrnehmung unterstützt.

Gewichtsanpassung während der Schwangerschaft

Eine Gewichtsanpassung während der Schwangerschaft ergibt sich aus:

Blutvolumen der Mutter	ca. 1.200 g
Gewebewasser	ca. 3.000 g
Fruchtwasser	ca. 500 g
Zunahme Gebärmutter	ca. 1.000 g
Zunahme Brustgewebe	ca. 500 g
Fett- und Proteinvorräte	ca. 1.900 g
Baby	ca. 3.300 g
Total	**ca. 11,4 kg**

Diese Gewichtszunahme kann individuell abweichen und eine Zunahme bis zu 20 kg ist noch im normalen Bereich. Liegt das Gewicht deutlich darüber, deutet dies auf eine größere Wassereinlagerung und/oder ein stark verändertes Ernährungsverhalten hin.

Fokus für das Training im zweiten Trimester

Im zweiten Trimenon darf jetzt wieder intensiver trainiert werden. Heißhungerattacken können dadurch weniger entstehen und das Körpergefühl wird positiv unterstützt. Der Fokus liegt bei den Übungen auf:

- der Schultergürtelorganisation
- der Rückenmuskulatur

- dem Beckenbodentraining (durch Einsatz von Hilfsgeräten)
- der Kräftigung der Oberschenkelmuskulatur

Es ist zwar noch möglich, die gerade Bauchmuskulatur mit einzubeziehen. Gerade bei einer Erstgebärenden ist der Bauchumfang vielleicht noch gering. Doch sollte der Bauch schon ausgeprägter sein und die Bauchmuskeln sich schon geteilt haben, hat dies auch Auswirkungen für die Übungsauswahl. Durch den wachsenden Bauchumfang ist eine Ansteuerung des Powerhouses nicht mehr vollständig möglich und die Stabilisierungsfähigkeit lässt nach. Als Konsequenz können die Übungen z. B. im Stehen an der Wand durchgeführt werden.

Sanftes Übungsprogramm

- Übersicht mit Varianten von klassischen Pilates-Übungen
- Freies Bewegen zu Musik (vielleicht mit Tüchern um die Hüften oder um den Bauch)
- Windmill Arms im Stand (s. Seite 96)
- Spine Twist im Stand (s. Seite 100)
- Spine Twist mit Partner im Stand (s. Seite 101)
- Dumb Waiter im Kniestand (s. Seite 103)
- Star im Vierfüßlerstand (s. Seite 113)
- Bridging (s. Seite 114)
- Table in Rückenlage (s. Seite 120)
- Entspannung in der Seitlage oder Rückenlage

Übungen im Stand

Viele Übungen lassen sich alternativ auch im Stehen durchführen. Entweder übst du frei oder bei wachsendem Bauchumfang nutzt du eine Wand oder Tür, um dich mit dem Rücken dagegen zu stellen. Wenn während der Schwangerschaft der Bauchumfang wächst, hat dies Einfluss auf die gesamte Haltung. Damit sich in dieser Zeit keine Schon- oder Fehlhaltungen manifestieren, sind Übungen im Stand ganz besonders wichtig. Jetzt kann ganz bewusst ein gutes Haltungsmuster gestärkt werden, damit auch nach der Geburt keine Beschwerden auftreten. Ein Vorteil der stehenden Position ist es außerdem, dass Übungen automatisch etwas kraftvoller und anstrengender werden.

Diese Position fördert:

- die Haltung und Längsspannung
- die Kräftigung der Beinmuskeln
- die Entlastung der Rückenmuskeln (bei richtiger Haltung)
- die Koordination
- die Aktivierung der stabilisierenden Strukturen
- die Kräftigung der hüftgelenknahen Muskulatur
- bei Seitneigung: Aktivierung der Zwischenrippenmuskulatur

Anleitung für freies Stehen

Stelle dich etwas mehr als schulterbreit hin, beuge die die Knie so weit, dass du dein Becken neutral ausrichten kannst und lasse das Steißbein in Richtung Boden fließen. Bringe eine Längsspannung in die Wirbelsäule und dein Kopf schwebt in Richtung Himmel. Die Schultern sind weit und dein Brustbein sinkt zart in Richtung Körpermitte wie ein Stück Butter, das in der Sonne schmilzt. Wenn du deinen Beckenboden besser spüren möchtest, gib so viel Spannung in deine Füße, als wolltest du sie über einem rutschigen Boden zusammenschieben. Dadurch verkürzt sich der Fuß etwas, das Quer- und Längsgewölbe wird aktiviert und du kannst eine Aktivierung des Beckenbodens spüren.

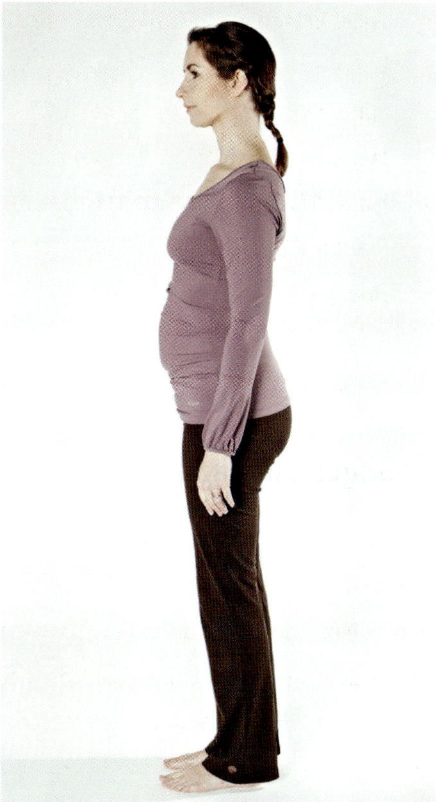

Vorbildlicher freier Stand

Anleitung für das Stehen an der Wand

Stelle dich mit dem Rücken gegen eine Wand oder eine Tür. Gebe dabei gleichmäßig Druck mit dem Kreuzbein, der Partie zwischen den Schulterblättern und dem Hinterkopf, gegen die Wand. Deine Beine sind etwas mehr als schulterbreit gesetzt und die Knie leicht gebeugt. Du solltest auf jeden Fall die Fußspitzen sehen können, damit die Kniegelenke nicht überlastet werden.

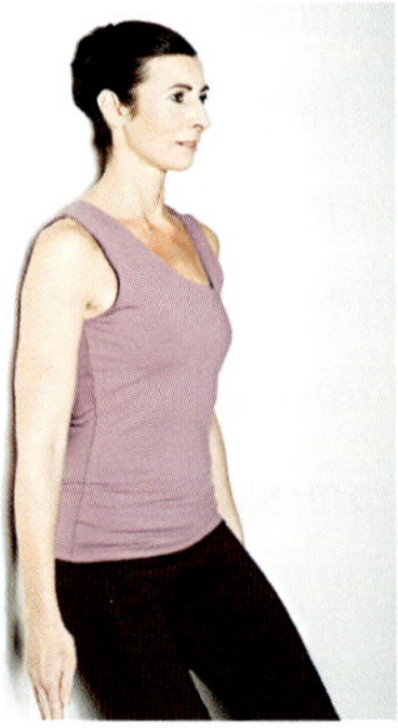

Rücken- und kniegerechtes Stehen an der Wand

The Chair

Ausgangsposition: Stehend an der Wand. Das Kreuzbein, die Partie zwischen den Schultern und dem Hinterkopf, hat Kontakt mit der Wand. Die Beine sind leicht gebeugt und die Fersen haben einen ausreichend großen Abstand zur Wand, sodass die Zehenspitzen zu sehen sind, als würde man sich auf einen Barhocker setzen.

Ausatmen: Powerhouse aktivieren, die Arme bis Schulterhöhe heben.
Einatmen: Die Arme wieder senken.
Ziel: Kräftigung der Oberschenkelmuskulatur; Rumpfspannung; Schultergürtelorganisation

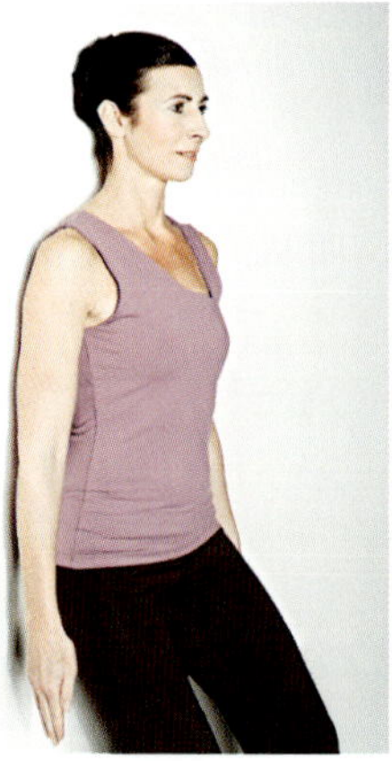

Ausgangsposition

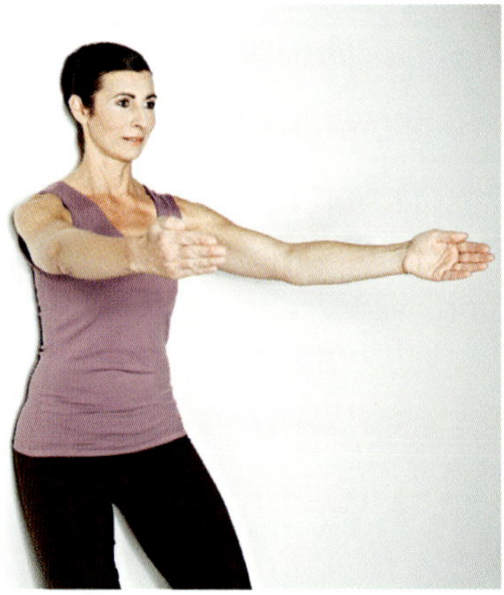

Arme heben

The Chair mit dem Redondoball I

Ausgangsposition: Stehend an der Wand. Die Beine sind leicht gebeugt und die Fersen haben einen ausreichend großen Abstand zur Wand, sodass die Zehenspitzen zu sehen sind, als würde man sich auf einen Barhocker setzen. Den Redondoball gegen das Kreuzbein setzen, die Partie zwischen den Schultern und dem Hinterkopf hat Kontakt mit der Wand.

Ausatmen: Powerhouse aktivieren und mit dem Kreuzbein Druck gegen den Ball geben.

Einatmen: Druck wieder abbauen.

Ziel: Kräftigung der Oberschenkelmuskulatur; Rumpfspannung; Schultergürtelorganisation

The Chair mit dem Redondoball II

Ausatmen: Powerhouse aktivieren und mit dem Kreuzbein Druck gegen den Ball geben und die Knie beugen. Der Ball massiert so die Wirbelsäule.

Einatmen: Wieder in die Ausgangsposition zurückkehren.

Ziel: Kräftigung der Oberschenkelmuskulatur; Rumpfspannung; Schultergürtelorganisation

Windmill Arms

Ausgangsposition: Stehend an der Wand. Das Kreuzbein, die Partie zwischen den Schultern und dem Hinterkopf, hat Kontakt mit der Wand. Die Beine sind leicht gebeugt und die Fersen haben einen ausreichend großen Abstand zur Wand, sodass die Zehenspitzen zu sehen sind, als würde man sich auf einen Barhocker setzen.

Ausatmen: Powerhouse aktivieren, die Arme bis in Schulterhöhe heben.

Einatmen: Die Arme entgegengesetzt bewegen und auseinanderführen, als würde eine Seifenblase auseinandergezogen werden.

Ausatmen: Kraftvoll wieder zurück in die Ausgangsposition, wie gegen einen imaginären Widerstand.

Ziel: Schultergürtelorganisation

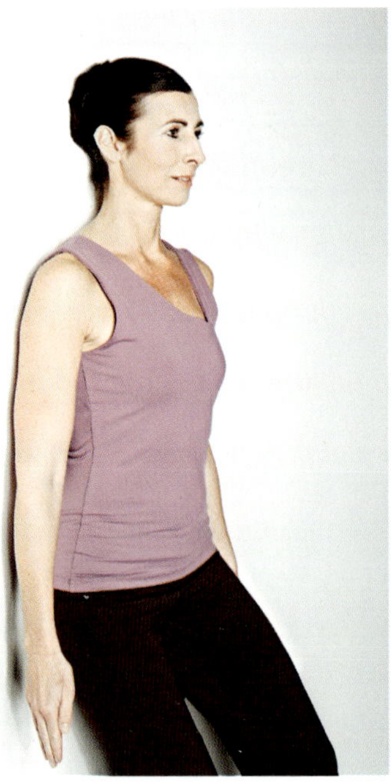

Ausgangsposition

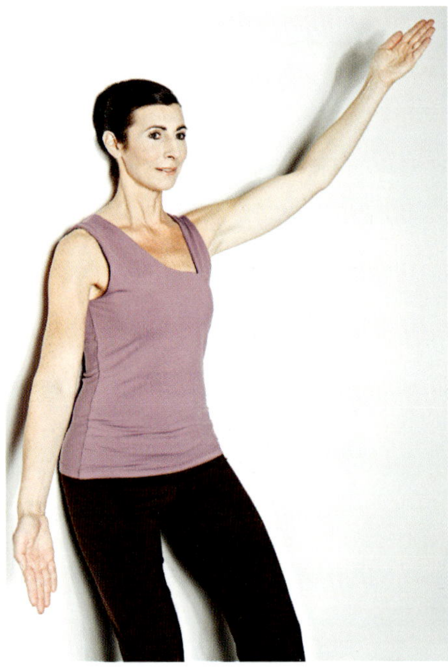

Arme geöffnet

Mermaid im Stand

Ausgangsposition: Breiter Stand, die Knie sind etwas gebeugt, die Füße sind leicht außenrotiert.

Einatmen: Die Arme über die Seiten bis auf Schulterhöhe anheben.

Ausatmen: Powerhouse aktivieren, den Oberkörper aktiv zur rechten Seite neigen, wie bei einer Ziehharmonika, der rechte Arm sinkt, während der linke Arm in Verlängerung der Schulter etwas angehoben wird.

Einatmen: Zurückkehren und zur anderen Seite wiederholen.

Ziel: Kräftigung der Oberschenkelmuskulatur, Kräftigung der seitlichen Bauchmuskulatur

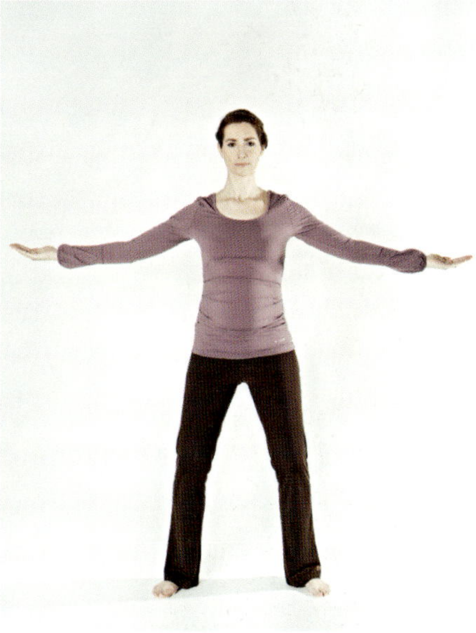

Ausgangsposition

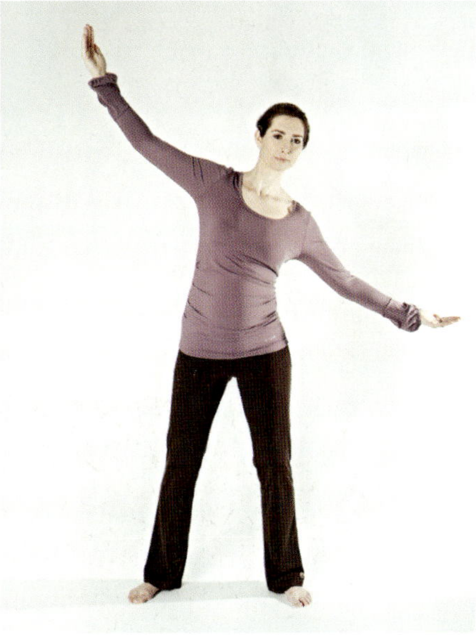

Seitneigung

Mermaid im Stand mit Rolle

Ausgangsposition: Breiter Stand, die Hände halten auf Bauchhöhe die Rolle.

Einatmen: Längsspannung aufbauen und die Rolle über den Kopf führen.

Ausatmen: Powerhouse aktivieren, die Knie stärker beugen und dabei Druck mit den Händen geben, den Oberkörper zur Seite neigen.

Einatmen: Wieder zurückkehren.

Ziel: Kräftigung der Oberschenkelmuskulatur, Rückenmuskulatur, Brustmuskulatur, seitliche Bauchmuskulatur

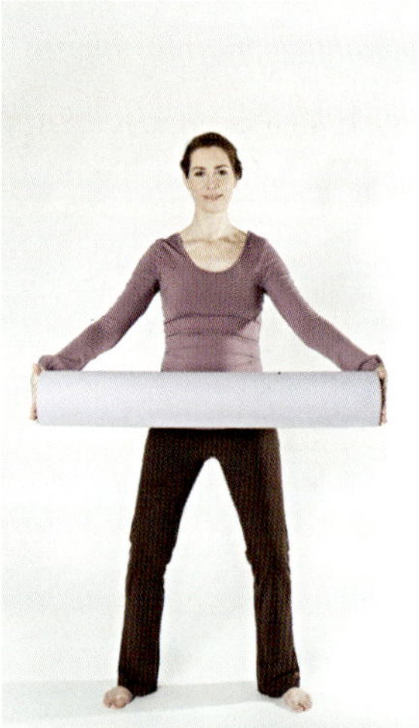

Ausgangsposition Bild

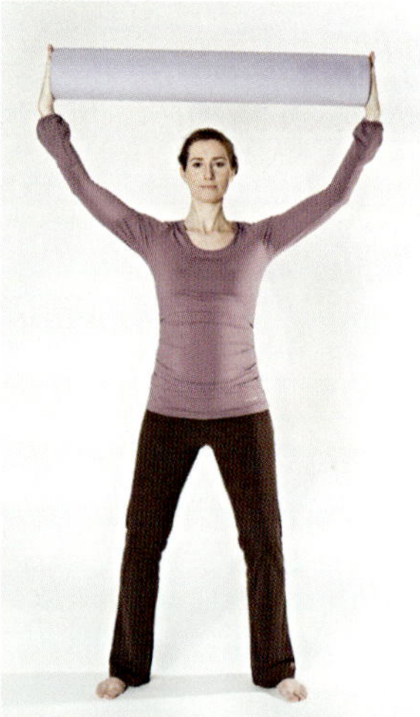

Rolle erhoben

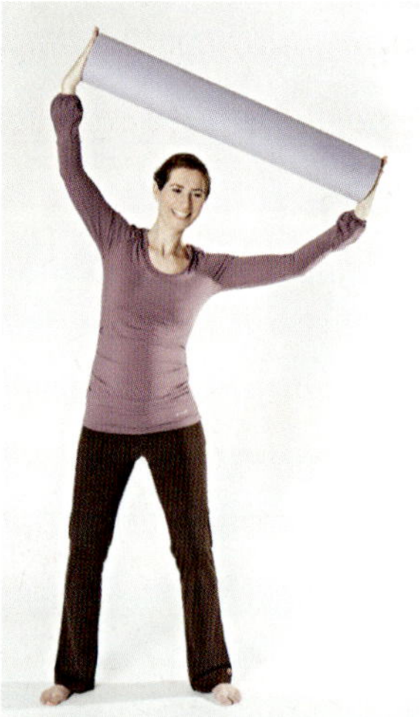

Seitneigung

Mermaid im Stand mit Magic Circle

Die gleiche Ausführung wie bei der Rolle, alternativ können die Hände in den Magic Circle geschoben werden. Anstatt Druck von außen, geben die Arme Zug von innen und sprechen dadurch die Schultergürtelmuskulatur an.

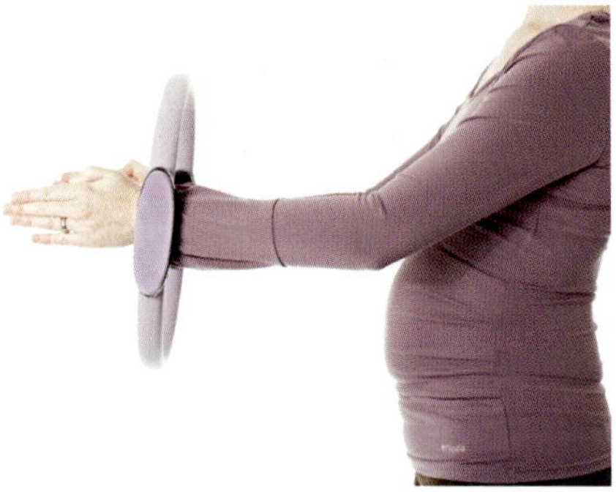

Detail – Hände in Magic Circle

Mermaid mit Thera-Band®

Ausgangsposition: Breiter Stand, die rechte Hand hält das Thera-Band® gegen die Hüfte gedrückt und die linke Hand hält lose das Thera-Band®, die Knie sind leicht gebeugt und die Beine in Linie ausgerichtet.

Einatmen: Mit dem rechten angebeugten Arm das Thera-Band® bis auf Schulterhöhe heben.

Ausatmen: Powerhouse aktivieren, die Knie stärker beugen und eine aktive Seitneigung aus der Körpermitte heraus ausführen. Die Schultern bleiben weit weg von den Ohren.

Einatmen: Zurückkehren.

Ziel: Kräftigung der seitlichen Bauchmuskulatur, der Schultergelenkmuskulatur

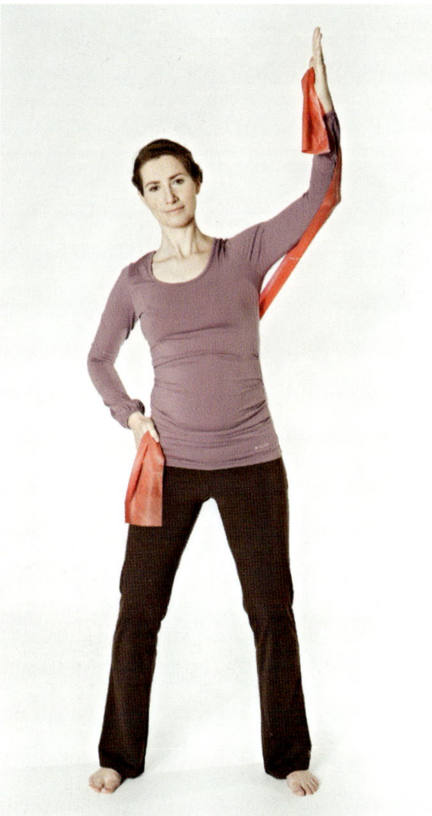

Seitneigung

Spine Twist

Ausgangsposition: Breiter Stand, die Füße sind leicht außenrotiert gesetzt.

Ausatmen: Powerhouse aktivieren, die Knie stärker beugen. Die Fußspitzen sind immer noch zu sehen und Hüftgelenk, Knie- und Fußgelenk befinden sich in einer Linie.

Einatmen: Halten.

Ausatmen: Die Arme über die Seiten anheben, die Ellbogen sind gebeugt.

Einatmen: Halten.

Ausatmen: Aktive Drehung zur Seite. Hinterkopf, Brustwirbelsäule und Kreuzbein behalten Kontakt zu einem imaginären Baumstamm, um den gedreht wird.

Einatmen: Zurückkehren.

Ziel: Kräftigung der Oberschenkelmuskulatur, der schrägen Bauchmuskeln

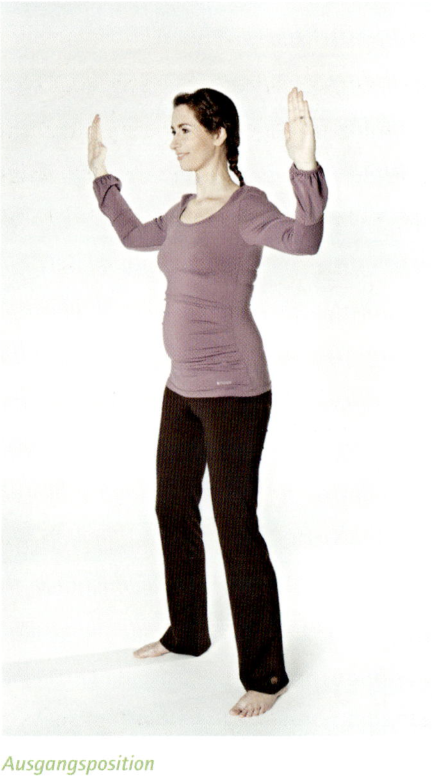

Ausgangsposition

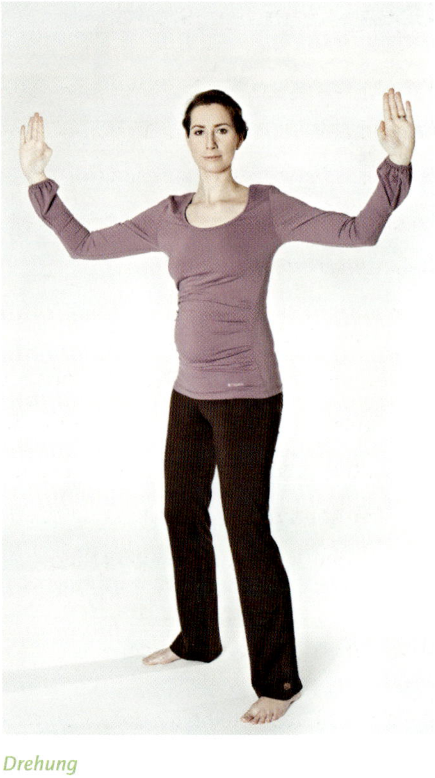

Drehung

Spine Twist mit Partner

Eine Person steht hinter der übenden Person und setzt die Hände gegen die Ellbogen. Bei der Rotation kann durch Gegendruck gewährleistet werden, dass die Drehung nur aus der Körpermitte heraus ausgeführt wird. Die Schlüsselbeine bleiben weit offen.

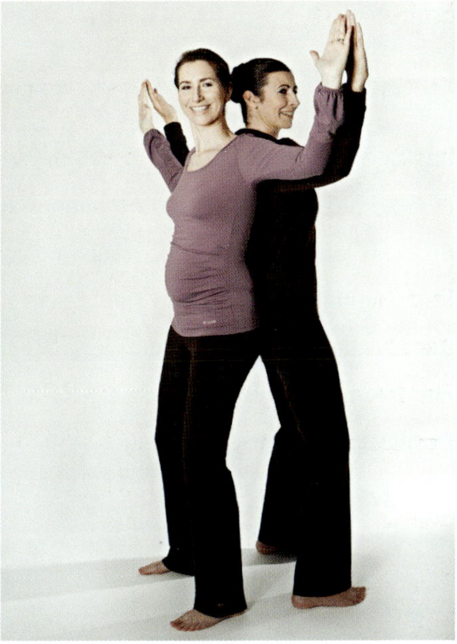

Partnerübung

Übungen im Kniestand

Wenn im zweiten Trimester der Bauchumfang keine Bauchlageübungen mehr zulässt, können diese entweder im Stehen oder im Kniestand durchgeführt werden. Durch ein leichtes oder stärkeres Vorbeugen kann die Übende selbst Einfluss auf den Schwierigkeitsgrad der Übung nehmen. Viele stellen dann überrascht fest, wie schnell sie ihre Balance verlieren.

Die Position hat diese Vorteile:

- Adaption aller Bauchlageübungen möglich
- individuelles Belastungsniveau für jede Übung wählbar
- Aktivierung der tiefen, stabilisierenden Muskeln
- Kräftigung der Rückenmuskulatur
- Ausgleich zu einer Beugehaltung

Anleitung zum Kniestand

Rolle die Matte zusammen oder lege dir etwas zum Polstern auf die Matte, damit du bequem knien kannst. Richte den Oberkörper so weit auf, dass sich dein unterer Rücken gut anfühlt. Achte auf eine neutrale Ausrichtung des Beckens und der Wirbelsäule und spüre die Aktivierung der Rückenmuskeln, wenn du die Schulterblätter in Richtung des Beckenkamms fließen lässt. Die Arme sind neben dem Körper, die Fingerspitzen ziehen in Richtung Boden und die Daumen zeigen nach außen. Die Schlüsselbeine sind weit und das Brustbein sinkt leicht zur Körpermitte. Variiere bei den Übungen die Neigung des Oberkörpers, um damit immer wieder andere Anteile der Rückenmuskeln zu aktivieren.

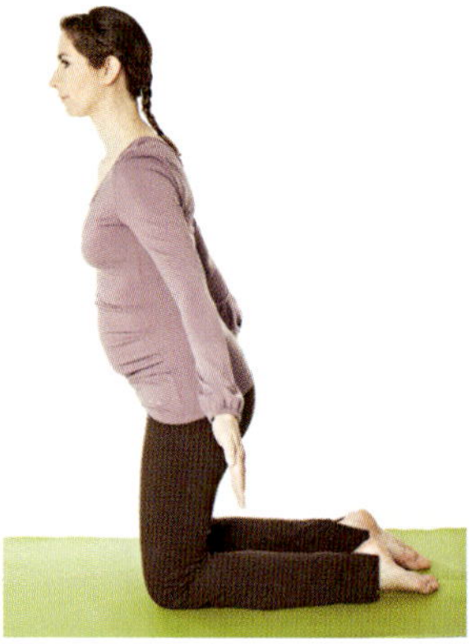

Kniestand

Small Arches

Ausgangsposition: Kniestand

Einatmen: Den oberen Rücken runden.

Ausatmen: Den Beckenboden aktivieren, die Schulterblätter in Richtung Beckenkamm fließen lassen, Wirbel für Wirbel aufrollen.

Ziel: Mobilisation der Wirbelsäule, segmentale Ansteuerung

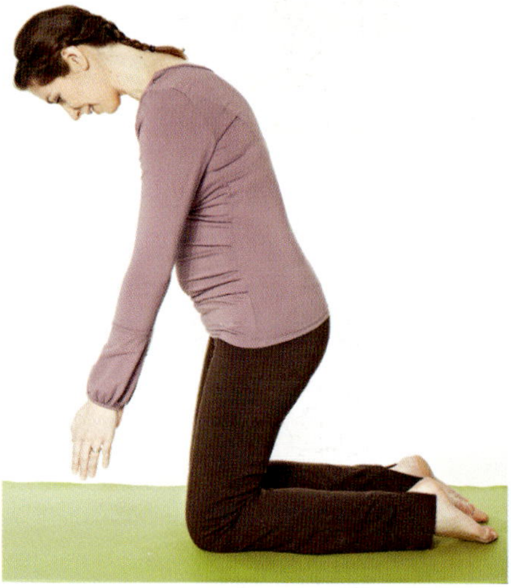

Einatmen, oberen Rücken runden

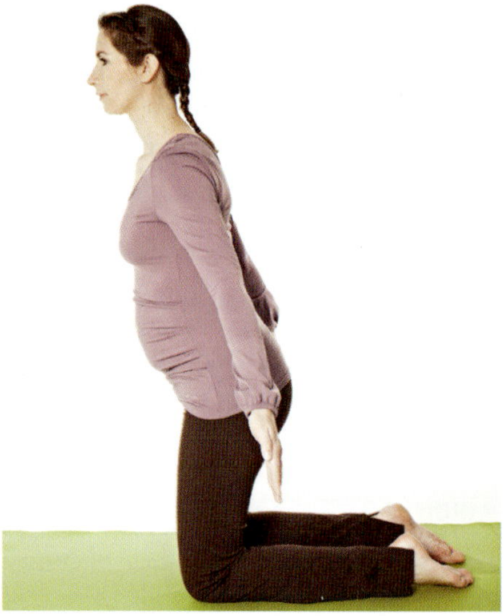

Ausatmen, Endposition

Dumb Waiter I

Ausgangsposition: Im Kniestand die Arme anwinkeln. Die Ellbogen zeigen in Richtung Taille, die Handflächen sind nach oben gerichtet und die Daumen ziehen nach hinten.

Einatmen: Die Arme in einer weit öffnenden Bewegung in die Länge strecken, die Ellbogen bleiben dabei leicht gebeugt und die Fingerspitzen ziehen schräg nach oben.

Ausatmen: Das Powerhouse aktivieren und die Ellbogen wieder in Richtung Taille ziehen.

Einatmen: Die Arme wieder strecken.

Ziel: Kräftigung der seitlichen Bauchmuskeln, Kräftigung der Rückenmuskeln

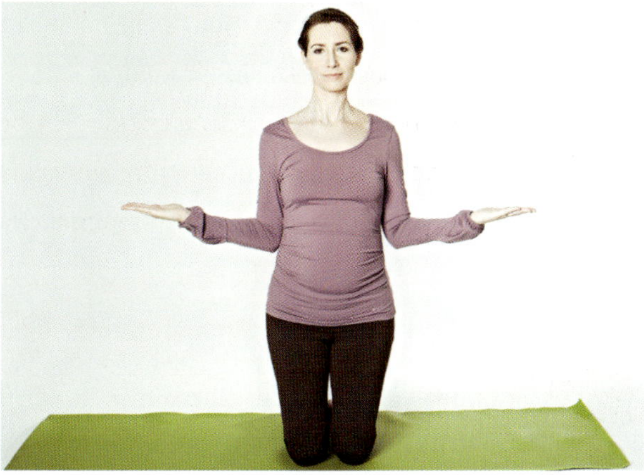

Ausgangsposition – Arme angebeugt

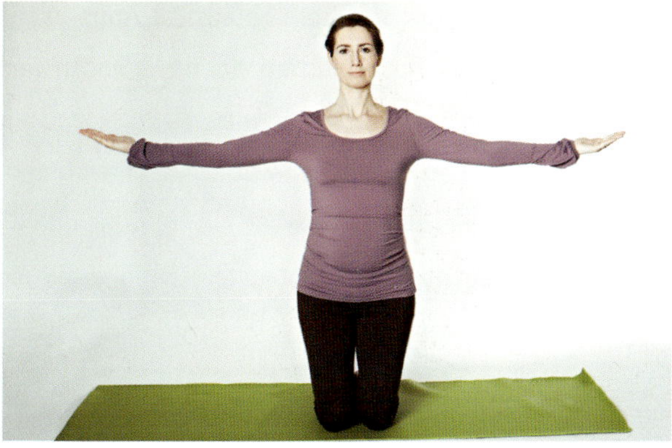

Endposition – Arme gestreckt

Dumb Waiter II

Einatmen: Nur den rechten Arm strecken und leicht in die Länge bringen.

Ausatmen: Den rechten Ellbogen in Richtung Taille ziehen. Der Oberkörper kommt dadurch in eine leichte Seitneigung.

Einatmen: Auf der anderen Seite wiederholen.

Ziel: Kräftigung der Rückenmuskulatur sowie der seitlichen und schrägen Bauchmuskulatur

Criss Cross

Einatmen: Beide Armen strecken.

Ausatmen: Den rechten Ellbogen in Richtung linker Hüfte ziehen und über eine leichte Seitneigung in eine Rotation hineingehen. Schultergelenk und gegenüberliegendes Hüftgelenk nähern sich etwas an (als würde ein Sicherheitsgurt geschlossen werden).

Einatmen: Den rechten Arm wieder strecken.

Ausatmen: Auf der anderen Seite wiederholen.

Ziel: Kräftigung der Rückenmuskulatur, der schrägen Bauchmuskulatur

Shoulder Slides

Ausgangsposition: Kniestand, der Oberkörper ist nur sanft nach vorne geneigt, die Arme sind auf Schulterhöhe nach vorne gestreckt.

Einatmen: Aus den Schultern heraus die Arme nach vorne schieben und zwischen den Schulterblättern einen großen Abstand entstehen lassen.

Ausatmen: Die Schulterblätter wieder zurück und nach hinten und unten ziehen. Der Schultergürtel wird wieder breit und die Schlüsselbeine fließen nach außen.

Ziel: Mobilisation der Schultern, Schultergürtelorganisation

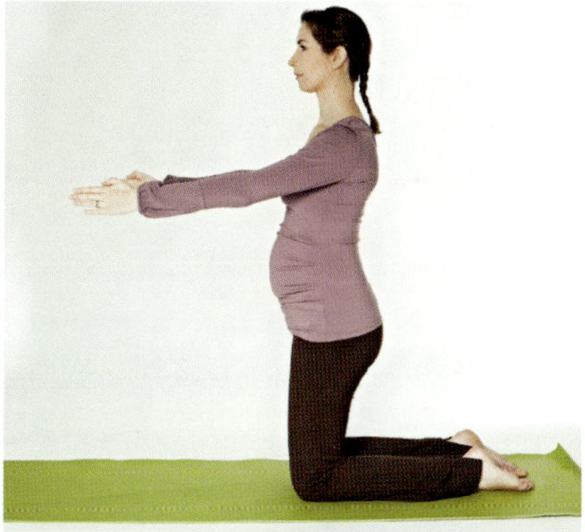

Ausgangsposition

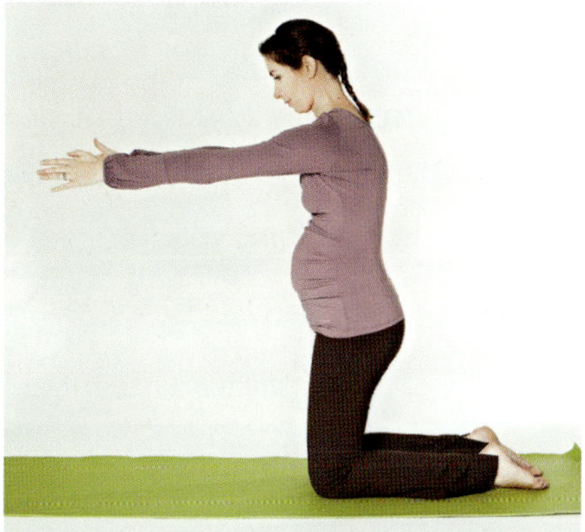

Arme in die Länge schieben

Übungen in Lunge Position

Eine weitere kraftvolle Alternative für die Bauchlage ist der Ausfallschritt. Hier kann durch leichten oder stärkeren Druck mit den Beinen die Übung intensiviert werden. **Diese Position ermöglicht:**

- Kraftaufbau in der Beinmuskulatur
- sanfte Dehnung des Hüfbeugers
- die Adaption aller Bauchlageübungen

Anleitung für die Lunge Position

Knie dich mit oder ohne Polster auf die Matte. Stelle ein Bein nach vorne, sodass in beiden Knien ein rechter Winkel entsteht. Du kannst das vordere Bein noch ein bisschen weiter setzen, bis du deine Zehenspitzen sehen kannst. Je enger die Beine auf einer gedachten Linie sind, desto wackeliger wird es. Je größer der Abstand ist, desto sicherer kannst du dich halten. Richte den Oberkörper auf, bis das Becken neutral ist. Die Schulterblätter sinken in Richtung Beckenkamm, die Schultern sind breit und die Schlüsselbeine weit und offen.

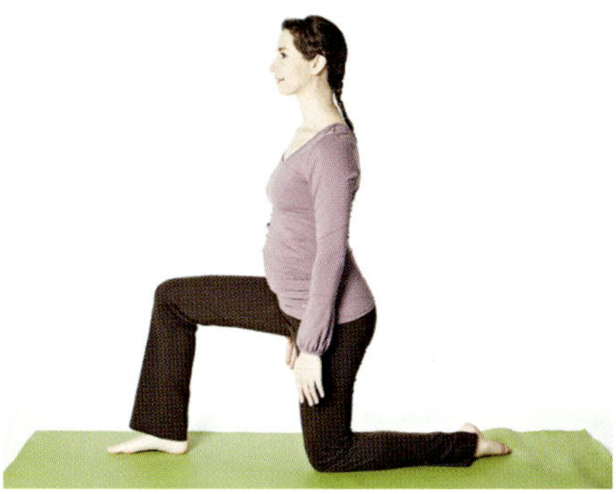

Ausfallschritt

Dart

Ausgangsposition: Im Ausfallschritt ist der Oberkörper nach vorne geneigt und der Bauch berührt sanft den Oberschenkel. Die Arme hängen locker in Richtung Boden. Der Kopf ist leicht nach vorne geneigt.

Ausatmen: Das Powerhouse sanft aktivieren, die Schulterblätter nach hinten und unten fließen lassen. Die Arme wandern in einem Bogen zurück, der Oberkörper richtet sich auf und streckt sich, der Kopf wird angehoben und ist in der Verlängerung der Wirbelsäule.

Einatmen: Den Oberkörper wieder nach vorne sinken lassen.

Ziel: Kräftigung der Bein- und Rückenmuskulatur

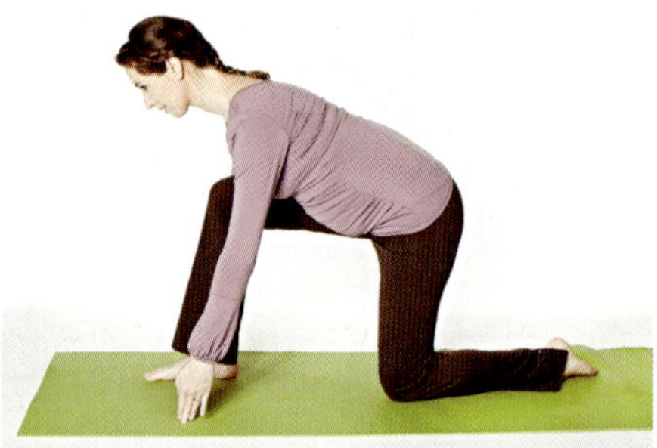

Ausgangsposition

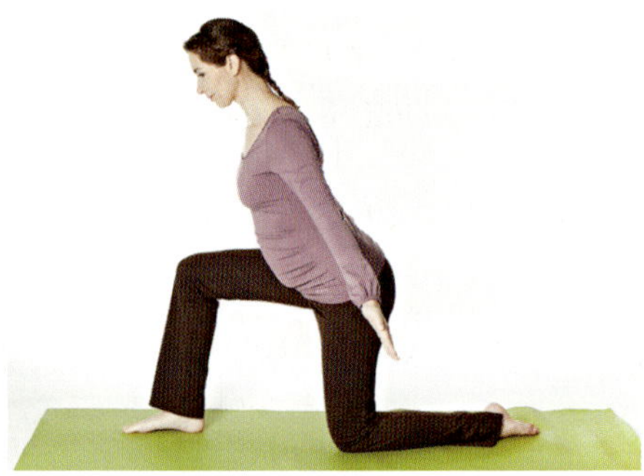

Endposition

Twist

Ausgangsposition: Im Ausfallschritt ist der Oberkörper aufgerichtet, die Arme schweben neben dem Körper.

Einatmen: Längsspannung aufbauen und die Arme über die Seiten anheben und nach oben strecken.

Ausatmen: Das Powerhouse sanft aktivieren, während die Arme über die Seiten bis auf Schulterhöhe sinken, dreht sich der Oberkörper majestätisch auf die Seite.

Einatmen: Wieder in die Mitte zurück.

Ausatmen: Auf die andere Seite drehen.

Ziel: Kräftigung der Bein- und Rückenmuskulatur, Haltungsschulung

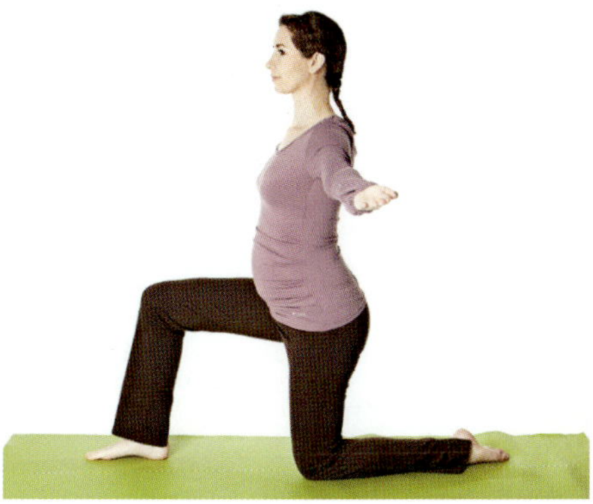

Ausgangsposition

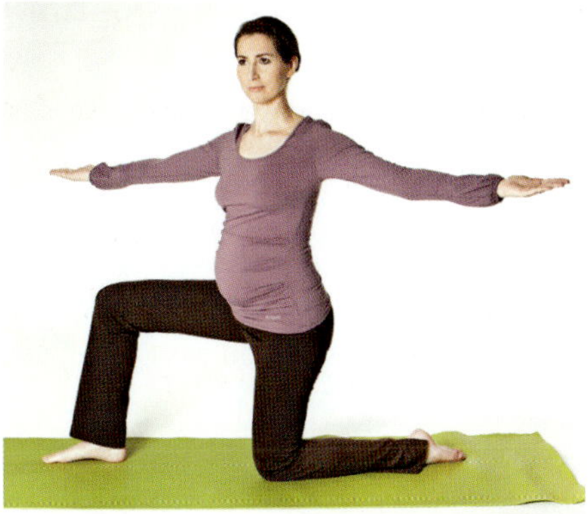

Endposition

Windmill Arms

Ausgangsposition: Im Ausfallschritt ist der Oberkörper aufgerichtet, die Arme befinden sich auf Schulterhöhe vor dem Körper.

Einatmen: Längsspannung aufbauen, gegebenenfalls etwas Druck auf die Füße geben.

Ausatmen: Das Powerhouse sanft aktivieren, den rechten Arm diagonal nach oben und den linken Arm diagonal nach unten bewegen, das Brustbein sinkt dabei in Richtung Körpermitte.

Einatmen: Die Arme wieder zurück in die Mitte.

Ziel: Schultergürtelorganisation, Aktivierung der Extensoren

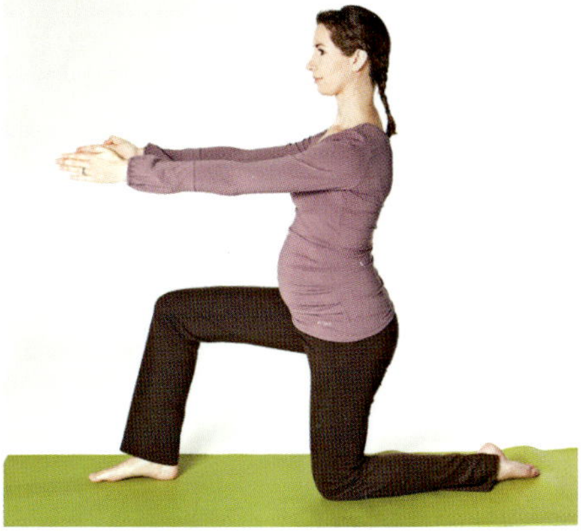

Ausgangsposition

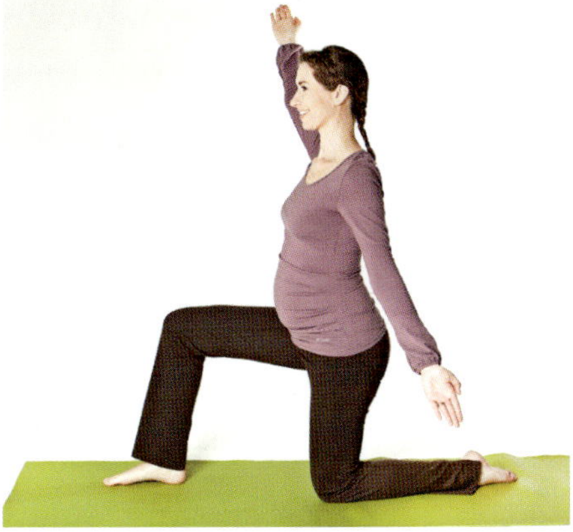

Endposition

Vorbereitende Übungen im Vierfüßlerstand

Wenn längere Sequenzen im Vierfüßlerstand geplant sind, lohnt es sich, vorher ein paar Übungen einzuflechten. Gerade die Handmuskelkraft passt sich sehr den Anforderungen des Alltags an. Da die alltäglichen Handlungen eher das Schließen und Beugen unterstützen, fällt es vielen Teilnehmerinnen schwer, die Hände geöffnet abzusetzen. Allerdings löst allein schon das Öffnen und Abspreizen der Hände einen reflektorischen Impuls für die Extensoren des Körpers aus und sollte daher oft geübt werden.

Handgelenkmobilisation

Im Sitzen oder im Kniestand die Hände falten und locker im Kreis drehen. Dabei öfter die Richtung und den Bewegungsumfang wechseln. Danach die Hände locker ausschütteln.

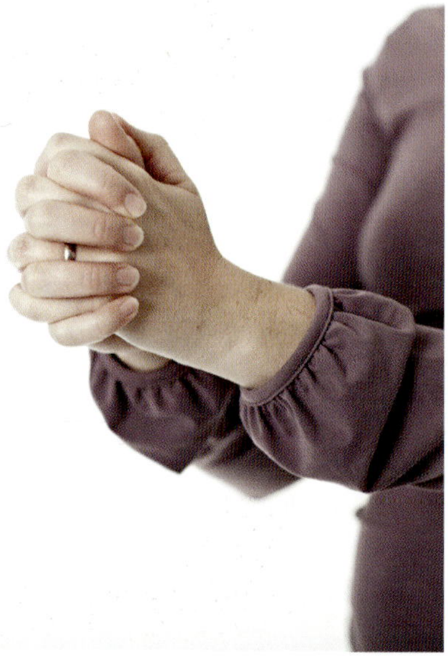

Hände falten

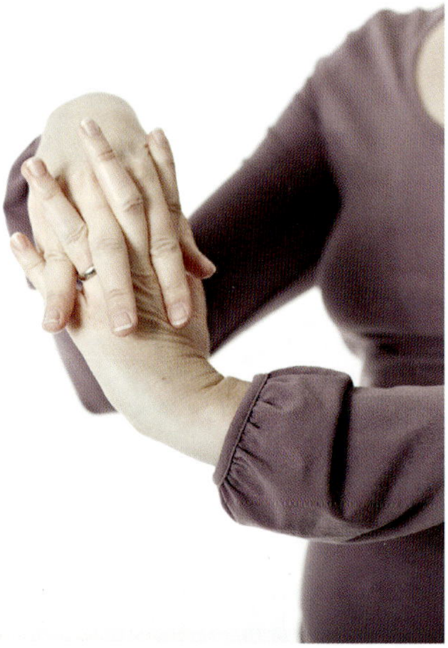

Locker kreisen

Stärkung des Handgelenks

Ausgangsposition: Im Vierfüßlerstand die Hände in einer Linie mit Ellbogen und Schultern ausrichten. Die Ellbogen sind leicht gebeugt.

Einatmen: Leichte Längsspannung aufbauen.

Ausatmen: Das Powerhouse aktivieren und den Rumpf über die Hände etwas nach vorne schieben. 8

Einatmen: Zurück in die Ausgangsposition.

Ziel: Kräftigung der Handgelenke und Dehnung der Unterarmmuskeln

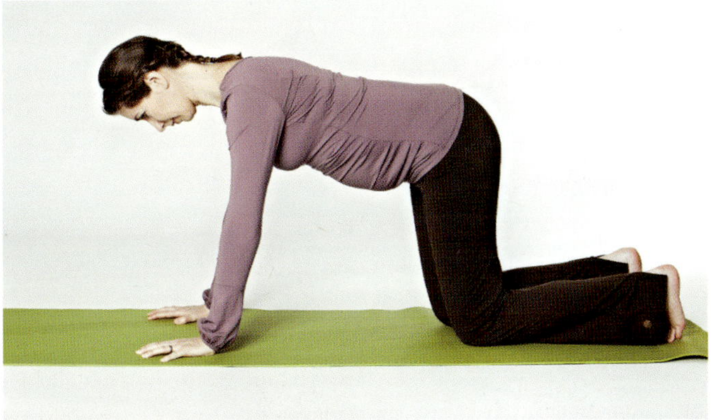

Ausgangsposition

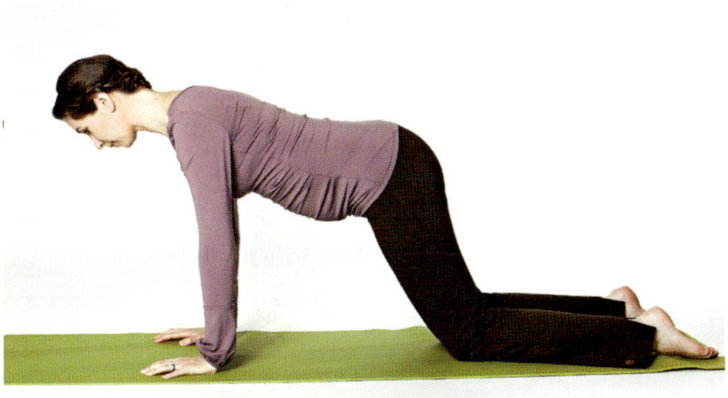

nach vorne schieben

Serratus-Push-up

Ausgangsposition: In der Vierfüßlerposition sind die Handgelenke mit Ellbogen und Schultern in einer Linie ausgerichtet. Die Wirbelsäule ist neutral und der Kopf in der Verlängerung der Wirbelsäule.

Einatmen: Leichte Längsspannung aufbauen, mit dem Brustbein in Richtung Boden sinken. Die Schulterblätter schieben sich zusammen, als wollten sie eine Orange auspressen. Die Arme bleiben dabei lang und nur die Schulterblätter bewegen sich zueinander.

Ausatmen: Das Powerhouse aktivieren und das Brustbein wieder in Richtung Decke heben, die Schulterblätter nach hinten, unten und außen ziehen.

Ziel: Verbesserte Anbindung der Schulterblätter an den Rumpf, Kräftigung des Serratus anterior

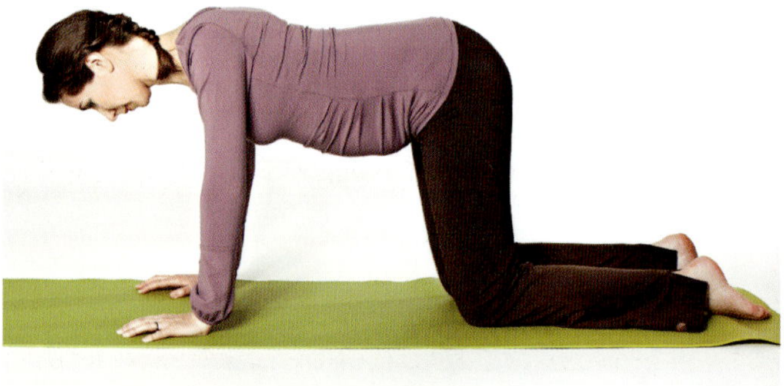

Einatmen

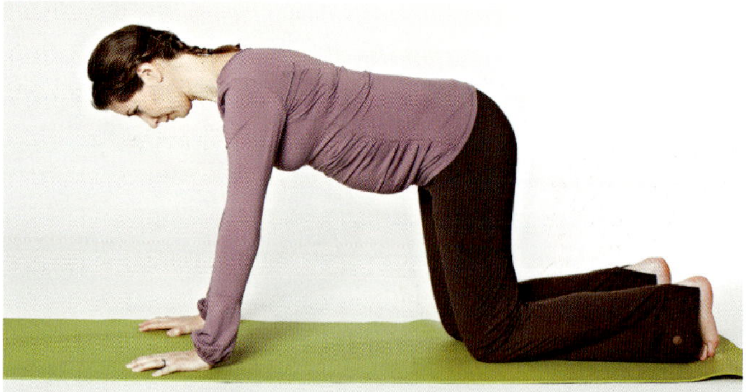

Ausatmen

Dehnung der Unterarmmuskeln

Ausgangsposition: In der Vierfüßlerposition die Fingerspitzen in Richtung der Knie ausrichten und die Hände, falls möglich, ganz auf dem Boden ablegen. Die Ellbogen bleiben auch hier leicht gebeugt. Das Gesäß ist in der Luft.

Einatmen: Leichte Längsspannung aufbauen.

Ausatmen: Das Powerhouse aktivieren und das Gesäß leicht in Richtung der Fersen schieben, bis eine Dehnung in den Unterarmen spürbar ist. 8

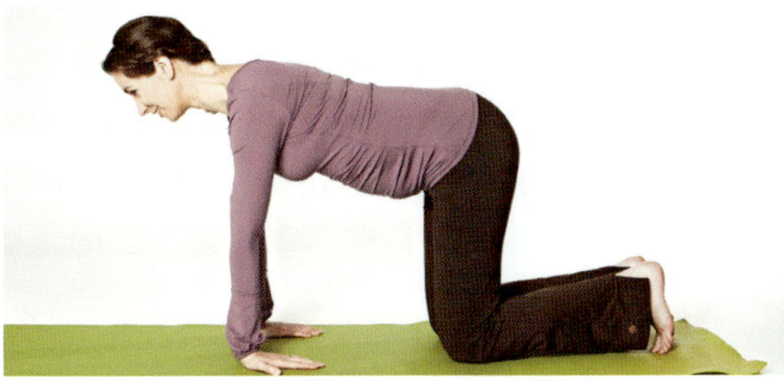

Fingerspitzen in Richtung Knie

Propriozeptives Training

In der Vierfüßlerposition verbinden gedachte Linien je ein Handgelenk und ein Knie miteinander.

Einatmen: Leichte Längsspannung aufbauen.

Ausatmen: Das Powerhouse aktivieren und die rechte Hand und das linke Knie nur 1 cm vom Boden heben.

Einatmen: Halten.

Ausatmen: Wieder absetzen.

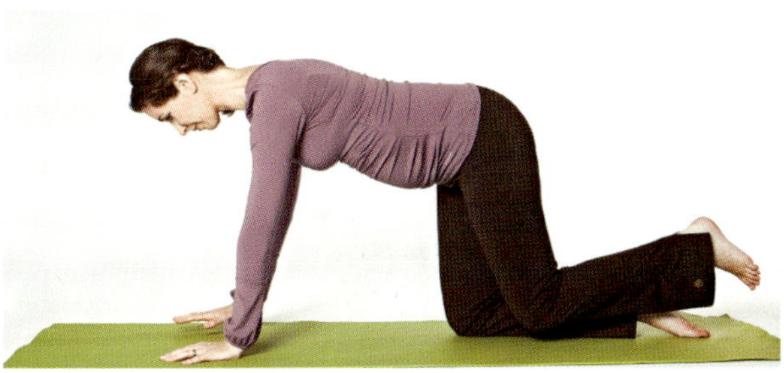

Knie und Hand in der Luft

Ziel: Ansteuerung der lokalen Stabilisatoren

Zur anderen Seite wiederholen.

Übungen im Vierfüßlerstand

Leg Pull Front I

Ausgangsposition: Vierfüßlerposition, die Hände oder die Unterarme sind auf der Matte schulterbreit aufgesetzt. Zwischen den Schulterblättern ist ein großer Abstand und eine flächige Muskelplatte hat sich gebildet, auf der ein Tablett abgestellt werden könnte. Der Rippenbogen fließt in Richtung Beckenkamm. Die Wirbelsäule ist neutral ausgerichtet, die Knie befinden sich unter den Hüftgelenken.

Einatmen: Leichte Längsspannung aufbauen.

Ausatmen: Das Powerhouse aktivieren, Druck auf die Hände oder Unterarme geben und die Knie vom Boden heben. Die Handgelenke oder Ellbogen ziehen sanft in Richtung der Knie, als sollte die Matte geknautscht werden.

Einatmen: Wieder sinken lassen.

Ziel: Kräftigung der Rumpfmuskulatur, Schultergürtelorganisation

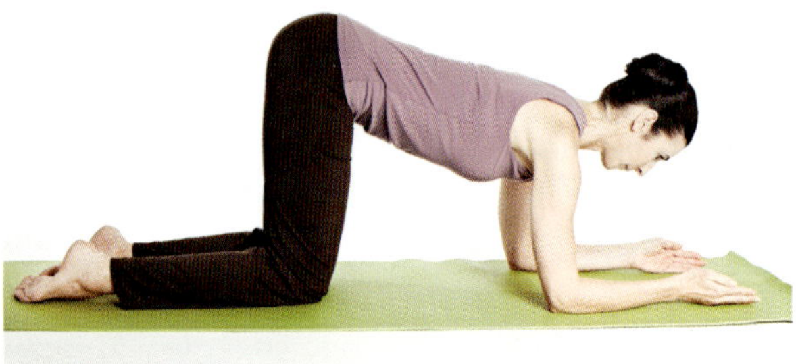

Ausgangsposition Unterarmstütz

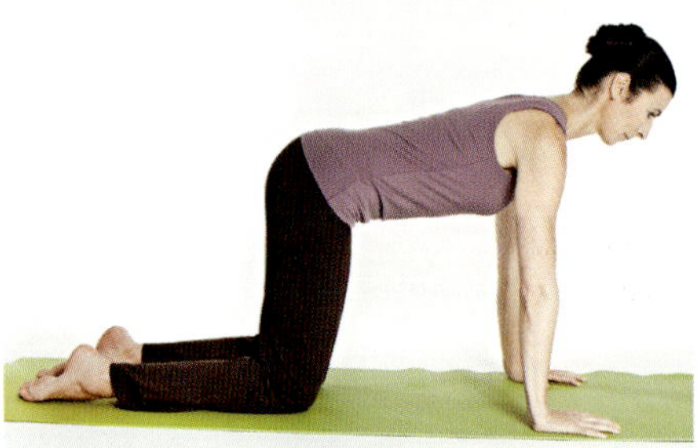

Ausgangsposition Vierfüßlerposition

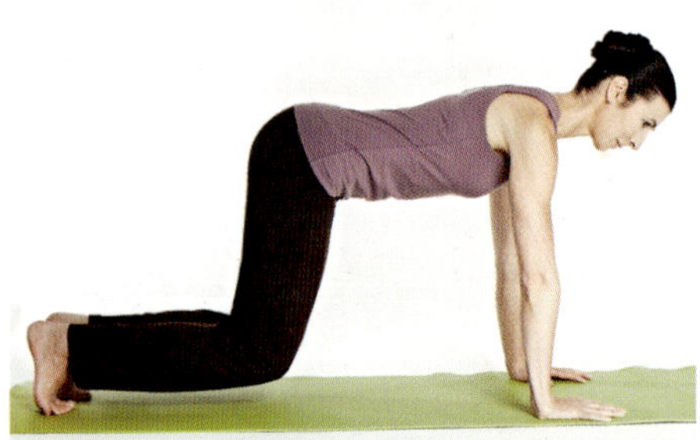

Knie heben

Star

Ausgangsposition: Vierfüßlerposition, die Hände sind auf der Matte schulterbreit aufgesetzt. Die Finger sind leicht gekrümmt und wie eine Katzenkralle gefächert. Die Ellbogen sind durchlässig. Die Wirbelsäule ist neutral ausgerichtet, die Knie befinden sich unter den Hüftgelenken.

Einatmen:	Leichte Längsspannung aufbauen.
Ausatmen:	Das Powerhouse sanft aktivieren, das rechte Bein nach hinten gleiten lassen, der große Zeh bleibt noch in Kontakt mit der Matte.
Einatmen:	Das rechte Bein etwas anheben.
Ausatmen:	Den linken Arm über die Matte noch vorne schieben.
Einatmen:	Den linken Arm anheben, dabei beachten, dass die Box erhalten bleibt und der Abstand der Schultern zu den Ohren immer noch groß ist.
Ausatmen:	Das rechte Bein und den linken Arm wie einen Scheibenwischer zur Seite bewegen.
Einatmen:	Zurückkehren.

Ziel: Kräftigung der tiefen Anteile der Rückenmuskulatur, Gesäßmuskulatur

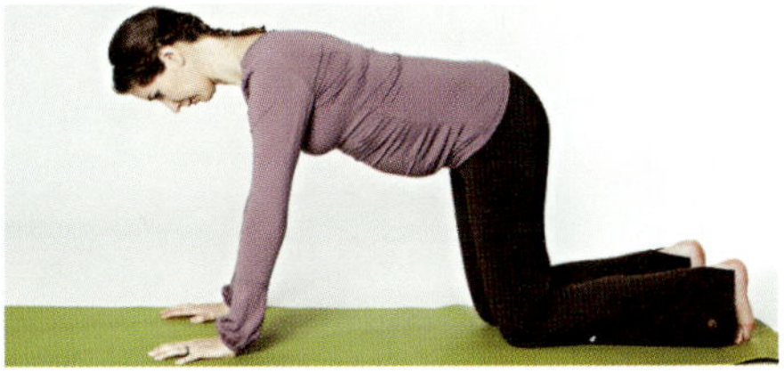

Ausgangsposition

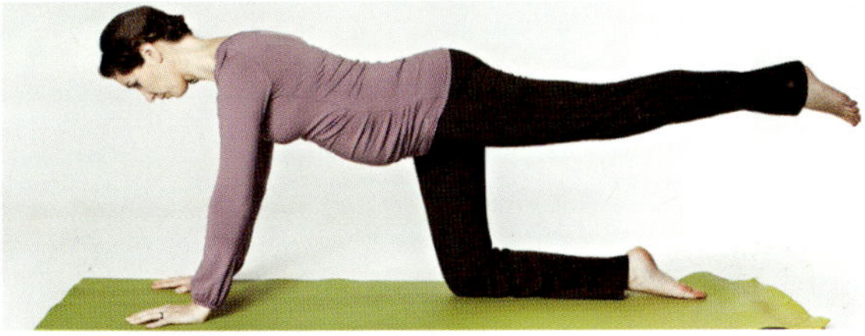

Ein Bein gestreckt

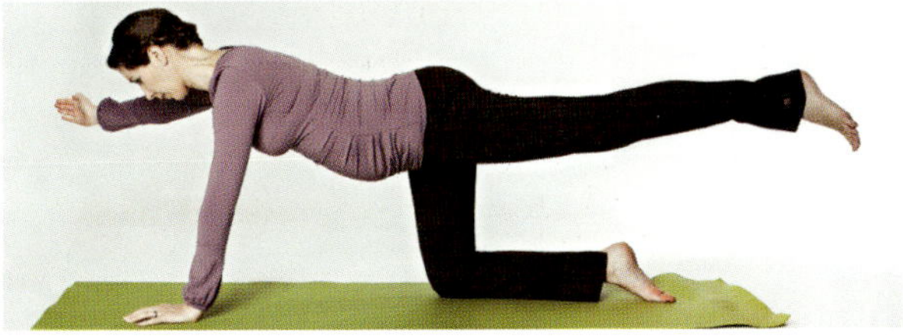

Endposition

Übungen in der Rückenlage

Übungen in der Rückenlage können im zweiten Trimester noch gut durchgeführt werden. Ein Polster oder eine Rolle unter den Oberschenkeln kann den unteren Rücken entlasten und bremst auch den Bewegungsumfang ab. Grundsätzlich bleibt der Kopf auf der Matte liegen, um so eine Aktivierung der geraden Bauchmuskeln nicht zu forcieren und alle Übungen werden mit einer neutralen Beckenausrichtung durchgeführt. Bei Beschwerden im Iliosakralgelenk hilft eventuell die leichte Unterlagerung des Kreuzbeins.

Brigding

Ausgangsposition: Rückenlage, die Beine sind angebeugt und die Füße auf dem Boden aufgesetzt. Der Kronenpunkt des Kopfs strebt in die eine Richtung, die Sitzbeinhöcker in die andere. Die Knie haben einen ungefähr faustgroßen Abstand zueinander und die Oberschenkel sind parallel. Die Arme sind dicht neben dem Körper auf dem Boden abgelegt. Die Handflächen zeigen in Richtung Decke.

Einatmen: In die Seiten des Brustkorbs einatmen und die Flanken in die Matte fließen lassen.

Ausatmen: Das Powerhouse sanft aktivieren, das Kreuzbein rollt über den Boden, der untere Rücken schmiegt sich zuerst in die Matte, das Becken hebt sich etwas von der Unterlage, die Wirbelsäule wird wie ein Zahnrad nach und nach aufgerollt.

Einatmen: Wieder in Ausgangsposition zurückrollen.

Ziel: Mobilisation der Wirbelsäule, segmentale Ansteuerung

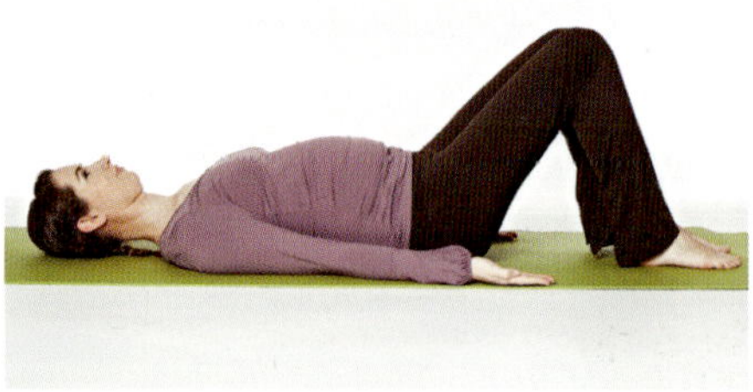

Ausgangsposition

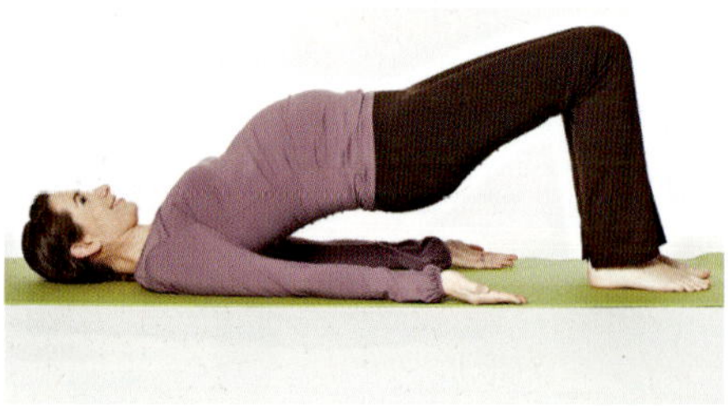

Endposition

Leg Slides

Ausgangsposition: Rückenlage, die Beine sind angebeugt und die Füße auf dem Boden aufgesetzt. Das Becken ist neutral ausgerichtet und unter der Lendenwirbelsäule ist ein kleines Luftpolster. Die Knie haben einen ungefähr faustgroßen Abstand zueinander und die Oberschenkel sind parallel. Die Arme sind dicht neben dem Körper auf dem Boden abgelegt.

Einatmen: In die Seiten des Brustkorbs einatmen und die Flanken in die Matte fließen lassen.
Ausatmen: Das Powerhouse sanft aktivieren, um das Becken zu stabilisieren.
Einatmen: Das rechte Knie auf die Seite sinken lassen.
Ausatmen: Das rechte Bein lang auf dem Boden ausgleiten lassen.
Einatmen: Das rechte Bein wie bei einer Marionette leicht wieder anbeugen.

Auf der anderen Seite wiederholen.

Ziel: Mobilisation des Hüftgelenks, Rumpfstabilisation

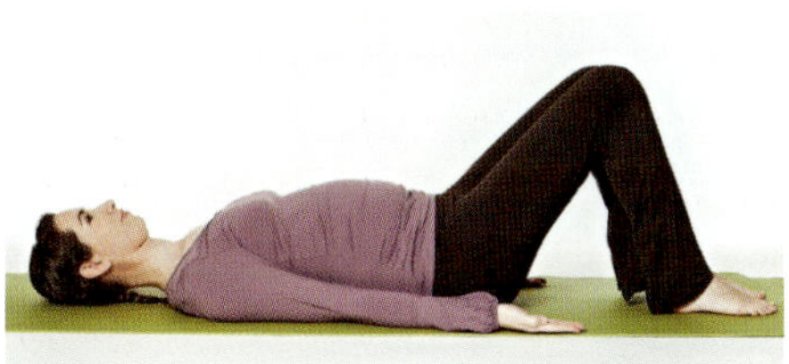

Ausgangsposition

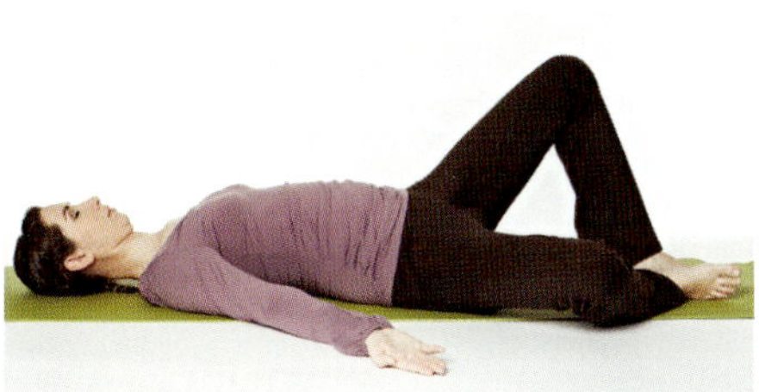

Bein gebeugt

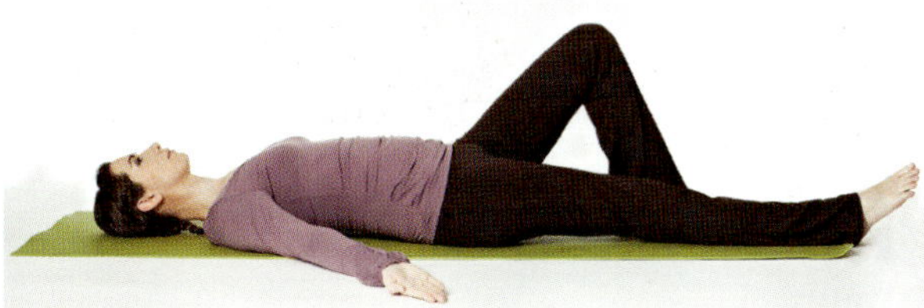

Endposition

Single Knee Circle I

Ausgangsposition: Rückenlage, das Becken ist in einer neutralen Position, eventuell mit einer kleinen Unterlage unter dem Kreuzbein, die Beine sind lang gestreckt, die Arme neben dem Körper, die Fingerspitzen ziehen in Richtung Fußende der Matte.

Einatmen: Mit stabilem Becken das rechte Bein anbeugen, bis das Knie über der Hüfte schwebt, der Fuß baumelt locker in Richtung Boden.

Ausatmen: Das Powerhouse sanft aktivieren, mit dem Knie kleine Kreise in die Luft zeichnen.

Einatmen: Halten.

Ausatmen: Die Kreise in die andere Richtung beschreiben.

Das Gleiche auf der anderen Seite wiederholen.

Ziel: Mobilisation des Hüftgelenks, Rumpfstabilisation

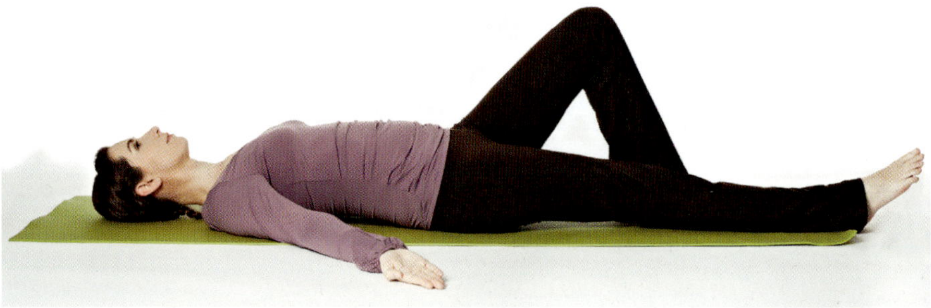

Bein angebeugt

Single Knee Circle II

Ausgangsposition: Rückenlage, die Beine sind angebeugt und die Füße auf dem Boden aufgesetzt. Das Becken ist neutral ausgerichtet und unter der Lendenwirbelsäule ist ein kleines Luftpolster. Die Knie haben einen ungefähr faustgroßen Abstand zueinander und die Oberschenkel sind parallel. Die Arme sind dicht neben dem Körper auf dem Boden abgelegt.

Einatmen: In die Seiten des Brustkorbs einatmen und die Flanken in die Matte fließen lassen.

Ausatmen: Das Powerhouse sanft aktivieren, langsam nach oben in die Bridgingposition aufrollen.

Einatmen: Das rechte Bein gebeugt anheben und das Knie über das Hüftgelenk bringen.

Ausatmen: Mit dem rechten Knie kleine, kontrollierte Kreise in die Luft zeichnen, das Becken bleibt dabei stabil.

Einatmen: Den Fuß wieder absetzen.

Ausatmen: Langsam Wirbel für Wirbel wieder den Rücken auf die Unterlage sinken lassen.

Auf der anderen Seite wiederholen.

Ziel: Dehnung des Hüftbeugers, Rumpfstabilisation, Hüftgelenkmobilisation

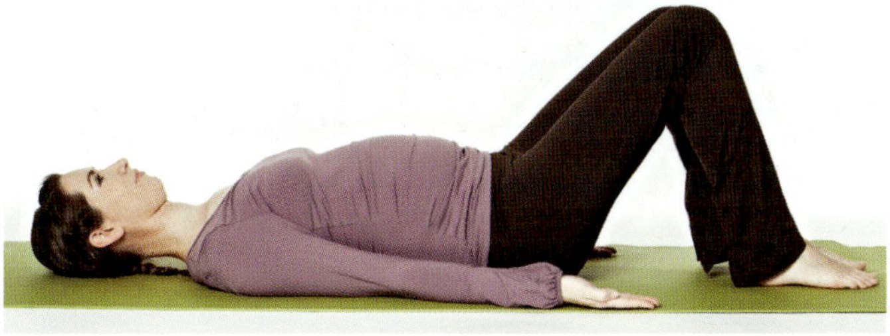

Ausgangsposition

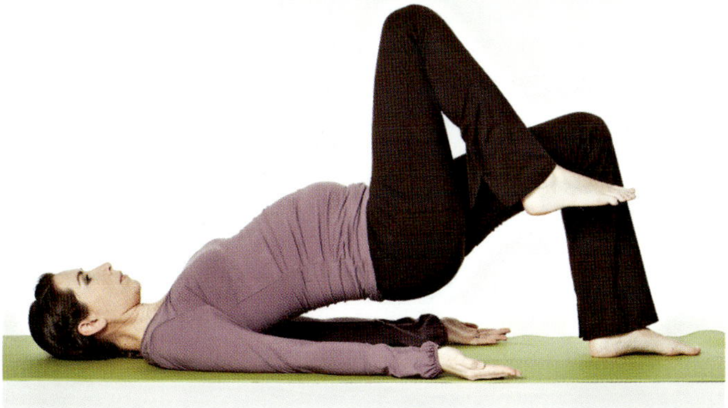

Bein gebeugt

Hip Rolls I

Ausgangsposition: Rückenlage, die Beine sind angebeugt und die Füße auf dem Boden aufgesetzt. Das Becken ist neutral ausgerichtet und unter der Lendenwirbelsäule ist ein kleines Luftpolster. Die Knie haben einen ungefähr faustgroßen Abstand zueinander und die Oberschenkel sind parallel. Die Arme können zur Stabilisation etwas breiter abgelegt sein und die Handflächen drücken in den Boden.

Einatmen: In die Seiten des Brustkorbs einatmen und die Flanken in die Matte fließen lassen.

Ausatmen: Das Powerhouse sanft aktivieren, um das Becken zu stabilisieren, nacheinander einen Fuß nach dem anderen vom Boden lösen und die Beine in eine angebeugte Position bringen.

Einatmen: Längsspannung aufbauen und halten.

Ausatmen: Beide Beine leicht auf die Seite rollen lassen, dabei hebt sich das Becken leicht an.

Einatmen: Wieder in die Mitte zurückkehren.

Ausatmen: auf die andere Seite drehen.

Ziel: Rumpfstabilisation, Kräftigung der schrägen Bauchmuskulatur

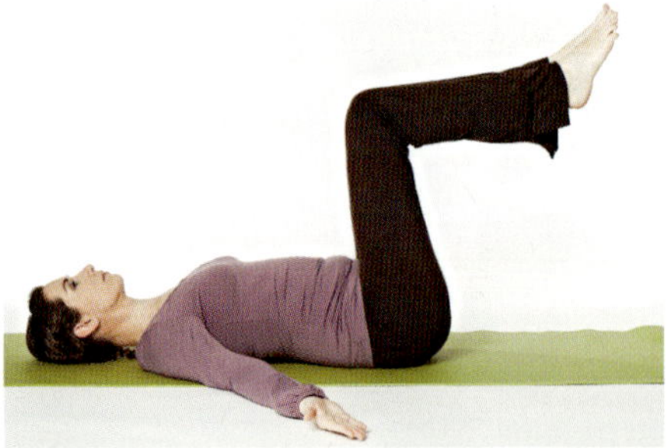

Ausgangsposition, Beine angebeugt

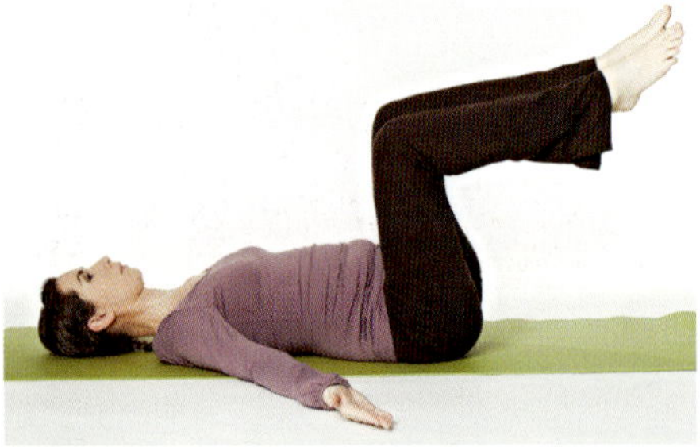

Drehung

Hip Rolls II

Ausgangsposition: Rückenlage, die Beine sind angebeugt und die Füße auf dem Boden aufgesetzt. Das Becken ist neutral ausgerichtet und unter der Lendenwirbelsäule ist ein kleines Luftpolster. Die Knie haben einen ungefähr faustgroßen Abstand zueinander und die Oberschenkel sind parallel. Die Arme können zur Stabilisation etwas breiter abgelegt sein und die Handflächen drücken in den Boden.

Einatmen: In die Seiten des Brustkorbs einatmen und die Flanken in die Matte fließen lassen.

Ausatmen: Das Powerhouse sanft aktivieren, um das Becken zu stabilisieren, nacheinander einen Fuß nach dem anderen vom Boden lösen und die Beine in eine angebeugte Position bringen.

Einatmen: Längsspannung aufbauen und halten, den rechten Arm vom Boden lösen, die Hand drückt gegen den Oberschenkel.

Ausatmen: Das rechte Bein bleibt stabil und gibt Druck gegen die Hand, das linke Bein sinkt ganz leicht etwas nach außen.

Einatmen: Wieder in die Mitte zurückkehren.

Ziel: Rumpfstabilisation, segmentale Ansteuerung, Kräftigung der Abduktoren

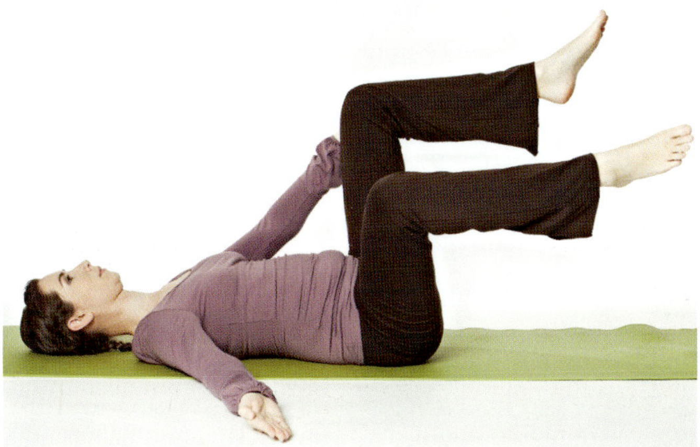

Ausgangsposition, Beine angebeugt, Hand am Oberschenkel

Table

Ausgangsposition: Rückenlage, die Beine sind angebeugt und die Füße auf dem Boden aufgesetzt. Das Becken ist neutral ausgerichtet und unter der Lendenwirbelsäule ist ein kleines Luftpolster. Die Knie haben einen ungefähr faustgroßen Abstand zueinander und die Oberschenkel sind parallel. Die Arme können zur Stabilisation etwas breiter abgelegt sein und die Handflächen drücken in den Boden.

Einatmen: In die Seiten des Brustkorbs einatmen und die Flanken in die Matte fließen lassen.

Ausatmen: Das Powerhouse sanft aktivieren, um das Becken zu stabilisieren, nacheinander einen Fuß nach dem anderen vom Boden lösen und die Beine in eine angebeugte Position bringen.

Einatmen: Längsspannung aufbauen und halten, einen Arm nach dem anderen nach oben in Richtung Decke strecken.

Ausatmen: Beide Beine lang nach oben strecken und im Wechsel mal die Handflächen, mal die Fußsohlen in Richtung Decke schieben, als sollte die Decke gestützt werden.

Einatmen: Wieder loslassen.

Ziel: Rumpfstabilisation, Kräftigung der Rückenmuskulatur

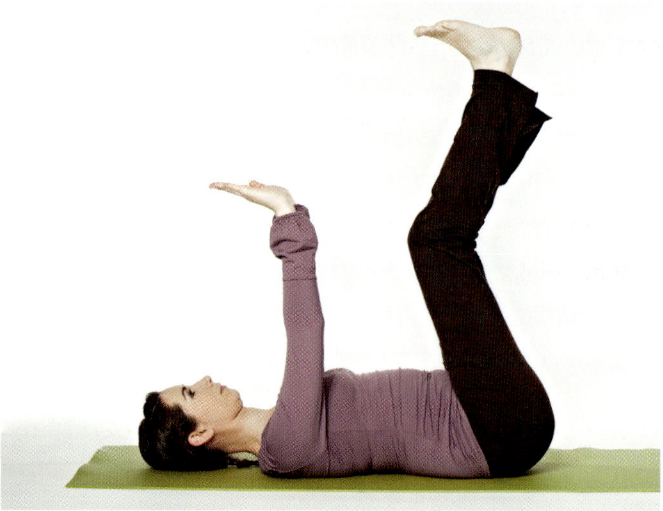

Ausgangsposition

8.3 Drittes Trimester – eine runde Sache

Auch wenn die Schwangerschaft einige Beschwerden verursachen kann, überwiegen doch bei den meisten Frauen die positiven Wahrnehmungen und sie genießen diese intensive Zeit. Einige beobachten dann auch ganz erstaunt, dass sie währenddessen über bisher ungeahnte Fähigkeiten verfügen. Im zweiten Trimester fühlen sich viele kraftvoll und strahlen aus dem Inneren heraus. Wenn das Training Sie nun auch in einer etwas anderen Form fordert, stellen Sie fest, dass z. B. die Beweglichkeit durch die veränderte Hormonzusammenstellung deutlich größer geworden ist. Sie erreichen auf einmal Positionen, die vorher nicht möglich waren. In Anbetracht einer natürlichen und sanften Geburt ist es von Vorteil, dies auch zu nutzen. Natürlich nur in einem moderaten Rahmen, denn die Bandstrukturen sollen nicht überdehnt werden. Eine gute eigene Körperwahrnehmung und eine kompetente Begleitung durch eine Trainerin können dies gewährleisten.

Viele Schwangere trainieren in dieser Zeit jedoch nicht mehr aufgrund des wachsenden Bauchumfangs. Sie sind mit Geburtsvorbereitungen und der Zeit danach beschäftigt. Solange sich keine Beschwerden einstellen, wäre ein sanftes Pilates-Training allerdings bis kurz vor der Niederkunft möglich. Für die Geburt ist es hilfreich, wenn Kraft in den Armen und im Rücken vorhanden ist und die Kreißende bequem in eine Hocke gehen kann, um eine aufrechte Gebärposition einnehmen zu können.

Fokus für das Training im dritten Trimester

Dieses Pilates-Training hat nur noch wenig mit dem klassischen Training gemeinsam. **Der Fokus liegt jetzt besonders auf:**

- der Mobilisation des Beckens
- der Mobilisation des Hüftgelenks
- der Dehnung
- der Entspannung des Beckenbodens

Die Rückenlage sollte ab der 32. Woche nicht mehr eingenommen werden, da ein Druck auf die Vena cava eine Sauerstoffunterversorgung für Mutter und Ungeborenes zur Folge haben kann. Eine durch Kissen unterstützte Schulterbrücke ist jedoch möglich.

Sie wird sogar als „indische Brücke" in Geburtsvorbereitungskursen empfohlen, wenn sich das Kind noch in der Beckenendlage befindet. In den nachfolgenden Übungen wird auf die Anweisung „Powerhouse" verzichtet, da eine zu starke Aktivierung des Beckenbodens nicht mehr angezeigt ist. Da auch ein Anspannen der Bauchmuskeln nicht mehr funktioniert, sollte die Schwangere bewusst und langsam die Übungen ausführen und ausprobieren, überall dort loszulassen, wo es möglich ist. Die Wahrnehmung ist sehr nach innen gerichtet und nimmt Details wie veränderte Atmung, Veränderung von Spannungszuständen und natürlich die Reaktionen des Kindes deutlich wahr. Dieser innere Dialog sollte durch die Trainerin gefördert werden, indem nur noch reduzierte Anweisungen gegeben werden und der Kurs in einer ruhigen Atmosphäre stattfindet.

Übersicht mit Varianten von klassischen Pilates-Übungen

- Mobilisation durch Übungsabfolge aus Qigong (s. Seite 52)
- Mermaid (s. Seite 123)
- Leg Pull (s. Seite 124)
- Side Kicks (s. Seite 126)
- Bicycle (s. Seite 129-130)
- Reverse Cat (s. Seite 132)
- Rotation Cat (s. Seite 133)
- Wag the tail (s. Seite 134)
- Mobilisation der Wirbelsäule in Seitlage (s. Seite 152)

Übungen im Sitzen

Im letzten Drittel der Schwangerschaft ist ein freies Sitzen auf dem Boden durch den Bauchumfang zum Teil schon sehr mühsam. Ein kleines Kissen oder auch das Sitzen an der Wand kann da Abhilfe schaffen. Wenn die Schwangeren Teilnehmerinnen eines geschlossenen Kurses sind und sich eine gute Atmosphäre entwickelt hat, können auch vermehrt Partnerübungen eingebaut werden. Die Teilnehmerinnen sitzen dann z. B. Rücken an Rücken beim Twist oder zueinander gewandt.

Anleitung für den Sitz

Komme in eine bequeme Sitzposition, am besten, indem du ein Handtuch zusammengefaltet unter das Steißbein schiebst und das Becken leicht nach vorne kippen kannst. Achte darauf, diese Bewegung aus dem Hüftgelenk heraus aufzubauen, damit das Becken optimal ausgerichtet ist und der Bauch Platz hat. Wenn der Grätschsitz dadurch etwas weiter wird, beuge die Knie etwas an und lasse die Fußspitzen locker. Die Wirbelsäule ist lang aufgerichtet und du kannst dir vorstellen, dass du dich an einen kräftigen Baumstamm lehnst.

Mermaid

Ausgangsposition: Im Sitz, ein Bein ist angebeugt abgelegt, das andere Bein schräg nach vorne gestreckt.

Einatmen: Lang werden.
Ausatmen: Einen Arm über die Seite anheben, während das Schulterblatt sinkt, der andere Arm ist zur Seite gestreckt und entweder auf der Matte oder einem Ball oder auf der Rolle abgelegt.
Einatmen: Die Länge behalten.
Ausatmen: Sanfte Seitneigung mit Druck der abgesetzten Hand.
Einatmen: Zurückkehren.
Auf der anderen Seite wiederholen.

Ziel: Dehnung der Adduktoren, Kräftigung der seitlichen Bauchmuskeln

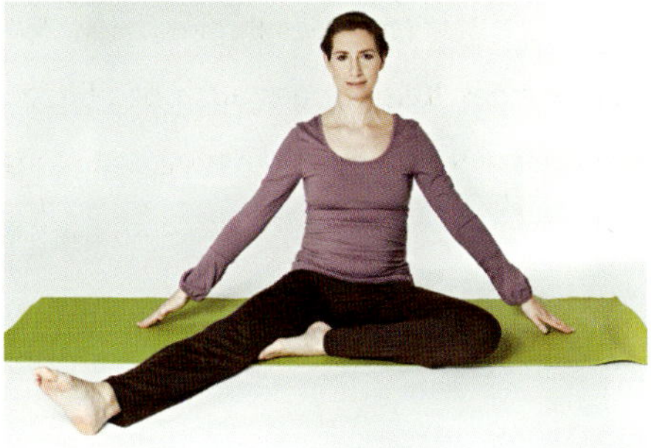

Ausgangsposition

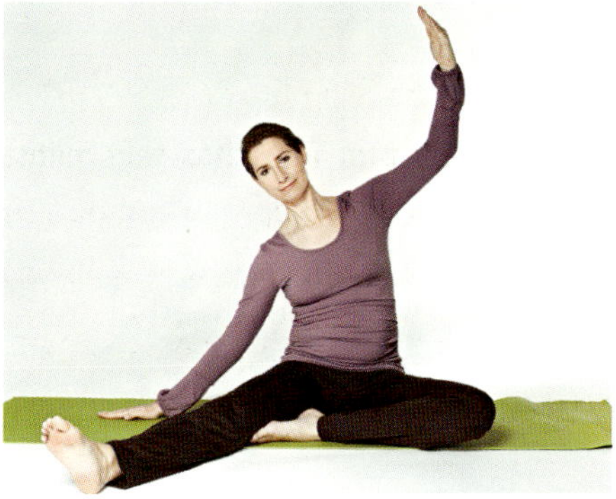

Endposition

Leg Pull

Ausgangsposition: Im Sitz, ein Bein ist angebeugt, der Fuß ist gesetzt. Das andere Bein ist lang nach vorne gestreckt. Die Hände sind mit etwas Abstand hinter dem Rücken auf dem Boden aufgesetzt. Die Fingerspitzen zeigen zum Gesäß, die Ellbogen sind leicht gebeugt. Die Schultern sind tief, der Nacken ist lang. Die Wirbelsäule ist neutral ausgerichtet, während der Oberkörper leicht nach hinten geneigt ist.

Einatmen: Längsspannung aufbauen.

Ausatmen: Entweder zu gleichen Anteilen Druck auf die Füße geben und das Becken anheben, damit es in einer Linie mit Schultern und Füßen ist, oder Druck in einen Fuß geben. Die Übung wird einfacher, wenn der Druck in das angebeugte Bein gegeben wird und schwieriger, wenn der Druck in das lang gestreckte Bein geht.

Einatmen: In die sitzenden Position zurückkehren.

Auf der anderen Seite wiederholen.

Ziel: Kräftigung der Arm-, Rücken- und Gesäßmuskulatur

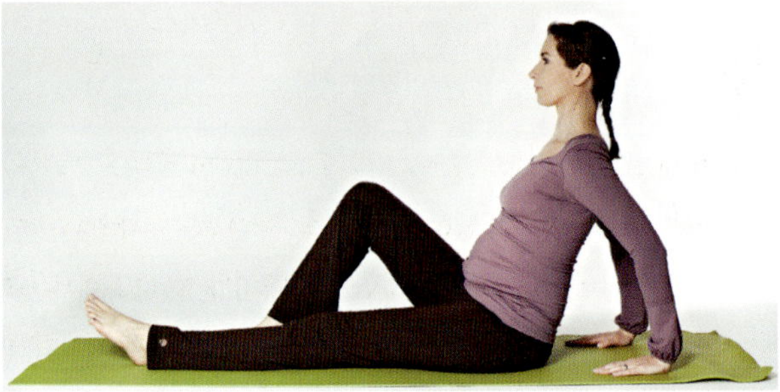

Ausgangsposition

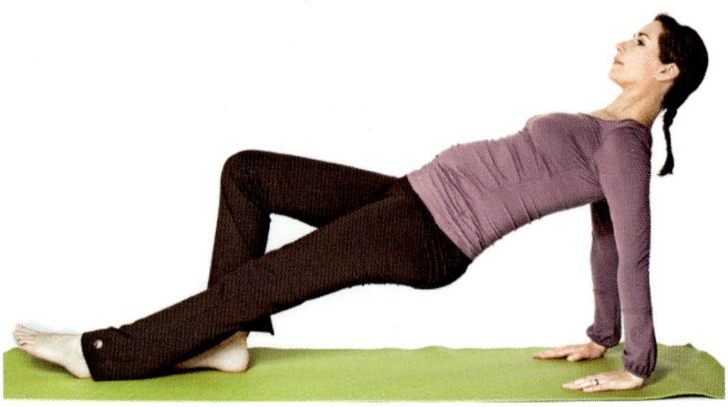

Endposition

Übungen in der Seitlage

In dieser Position ist es nun auf jeden Fall für die Schwangere angenehm, wenn Polster oder Lagerungshilfen verwendet werden. Der Kopf sollte sich in Verlängerung der Wirbelsäule befinden und, von oben betrachtet, verbindet das Hinterhaupt, die stärkste Wölbung der Brustwirbelsäule, und das Kreuzbein eine gerade Linie miteinander. Gegebenenfalls befindet sich auch unter dem Bauch oder unter dem Oberschenkelrollhügel ein kleines Polster, damit eine entspannte Ausgangsposition möglich ist.

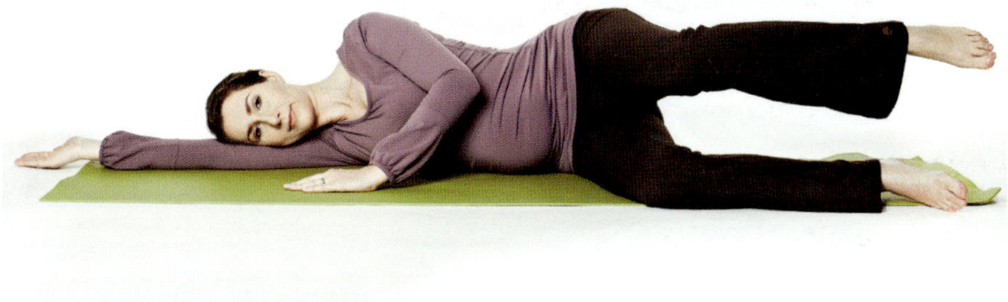

Seitlage

Anleitung für die Seitlage

Lasse dich unterstützt in die Seitlage sinken und denke dir die hintere Kante deiner Matte als Orientierungslinie. Dein Hinterkopf, die Partie zwischen den Schulterblättern und dem Kreuzbein, ist parallel dazu. Beuge das untere Bein an, bis das Knie auf Höhe des Hüftgelenks ist und der Unterschenkel parallel zur vorderen Kante der Matte. Lasse das obere Bein lang werden und schiebe die Hüfte noch etwas mehr in Richtung Fußende, bis spürbar ist, dass die Hüftgelenke übereinander ausgerichtet sind. Lege den Kopf bequem ab und stütze dich mit der oberen Hand auf der Matte etwas ab.

Side Kicks

Ausgangsposition: Seitlage, beide Beine sind angebeugt.

Einatmen: Neutrale Position, das obere Bein angebeugt bis auf Hüfthöhe heben. Hüfte, Knie und Fußgelenk sind auf einer Ebene.

Ausatmen: Den Fuß kraftvoll nach hinten schieben, das Knie bleibt dabei gebeugt und das Becken stabil.

Einatmen: Das Bein wieder zurückführen.

Auf der anderen Seite wiederholen.

Ziel: Dehnung des Hüftbeugers, Kräftigung der Oberschenkelmuskulatur

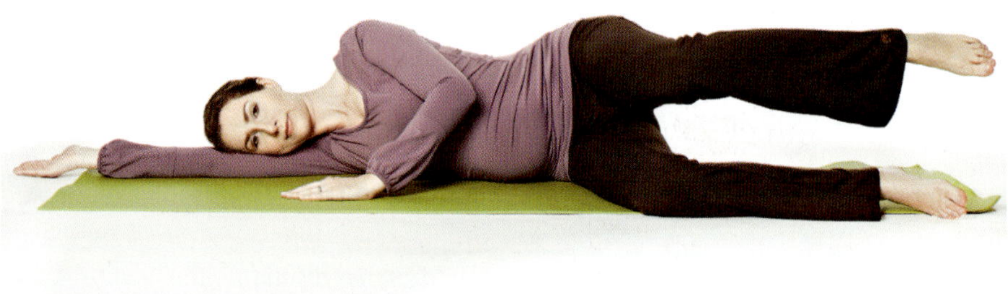

Ausgangsposition

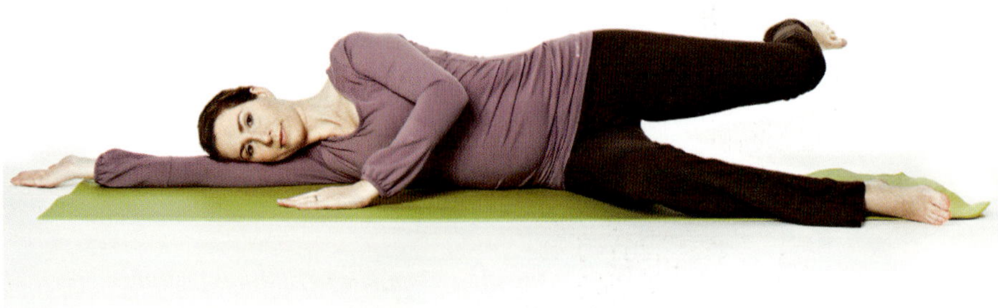

Endposition

Side Bend Reverse

Ausgangsposition: Seitstütz mit abgelegtem Unterarm. Der Oberarm ist mit der Schulter in einer Linie und, von vorne betrachtet, befindet sich der Oberkörper mit den angebeugten Beinen in einer Linie.

Einatmen: Das obere Bein strecken, den unteren Unterschenkel etwas eindrehen.

Ausatmen: Den oberen Arm über die Seite anheben, bis er über dem Kopf schwebt. 8

Einatmen: Strecken.

Ausatmen: Lateralflexion, das Bein bleibt entweder am Boden oder wird angehoben.

Auf der anderen Seite wiederholen.

Ziel: Kräftigung der Abduktoren, schräge Bauchmuskeln

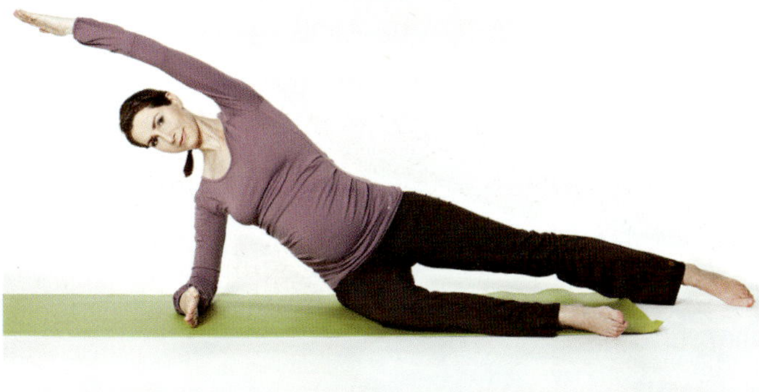

Ausgangsposition

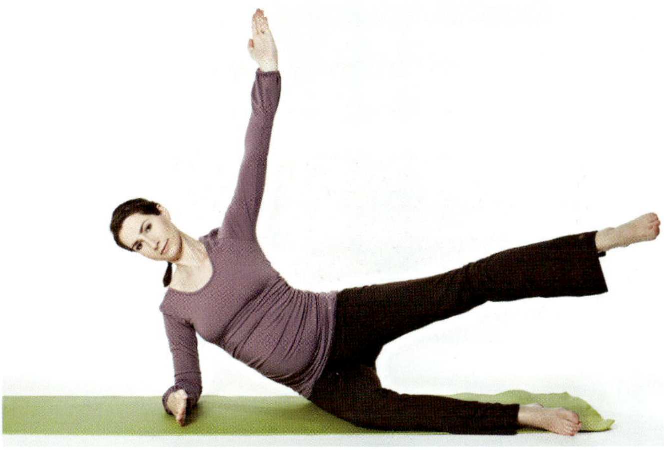

Endposition

Leg Lift I

Ausgangsposition: Seitlage, beide Beine sind angebeugt.

Einatmen: Neutrale Position, das obere Bein lang gestreckt bis auf Hüfthöhe heben. Hüfte, Knie und Fußgelenk sind auf einer Ebene.

Ausatmen: Das Bein schräg nach oben anheben. Dabei nur so weit gehen, wie das Becken stabil bleiben kann.

Einatmen: Das Bein wieder zurückführen.

Auf der anderen Seite wiederholen.

Ziel: Kräftigung der Oberschenkelmuskulatur

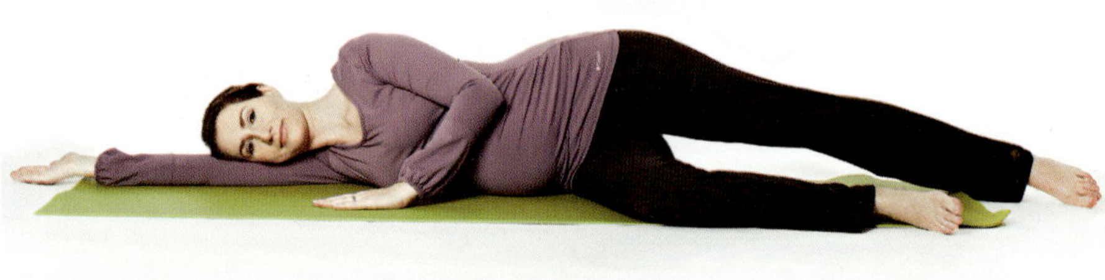

Ausgangsposition

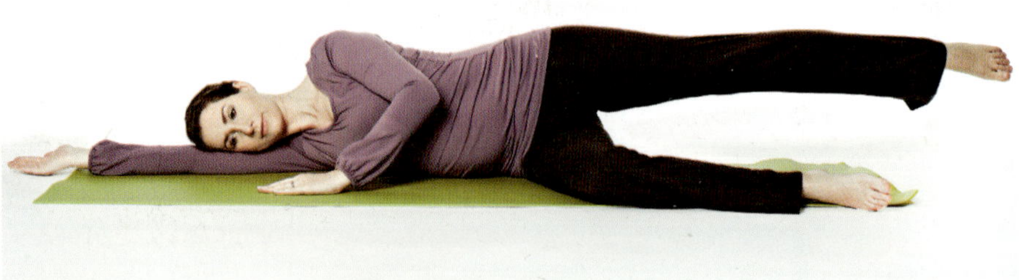

Endposition

Bicycle I

Ausgangsposition: Seitlage, beide Beine sind angebeugt.

Einatmen: Neutrale Position, das obere Bein angebeugt bis auf Hüfthöhe heben. Hüfte, Knie und Fußgelenk sind auf einer Ebene. Die obere Hand auf die Oberschenkelvorderseite setzen.

Ausatmen: Druck mit der Hand gegen das Bein geben und den Fuß nach vorne strecken.

Einatmen: Das Bein wieder anbeugen.

Auf der anderen Seite wiederholen.

Ziel: Kräftigung der Oberschenkelmuskulatur, Dehnung der ischiokruralen Muskulatur

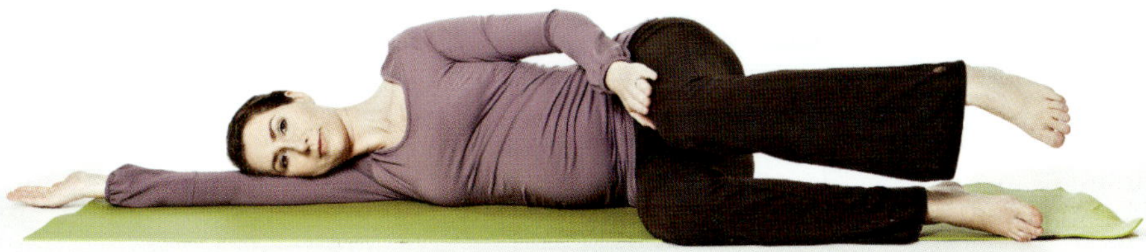

Ausgangsposition

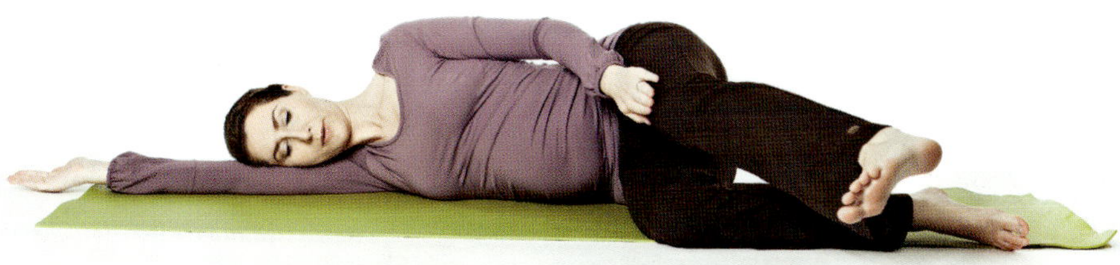

Endposition

Bicycle II

Ausgangsposition: Seitlage, beide Beine sind angebeugt.

Einatmen: Neutrale Position, das obere Bein angebeugt bis auf Hüfthöhe heben. Hüfte, Knie und Fußgelenk sind auf einer Ebene.

Ausatmen: Den Fuß nach vorne strecken und das Bein lang werden lassen. Die Sitzbeinhöcker ziehen in Richtung Fußende der Matte und das Becken bleibt neutral.

Einatmen: Das lang gestreckte Bein in einem großen Bogen nach hinten führen.

Ausatmen: Das Bein anbeugen.

Einatmen: Das angebeugte Bein nach vorne führen.

Auf der anderen Seite wiederholen.

Ziel: Kräftigung der Oberschenkelmuskulatur, Dehnung der ischiokruralen Muskulatur

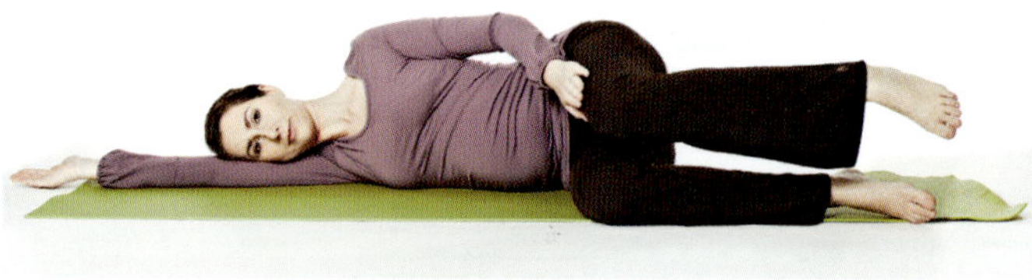

Ausgangsposition

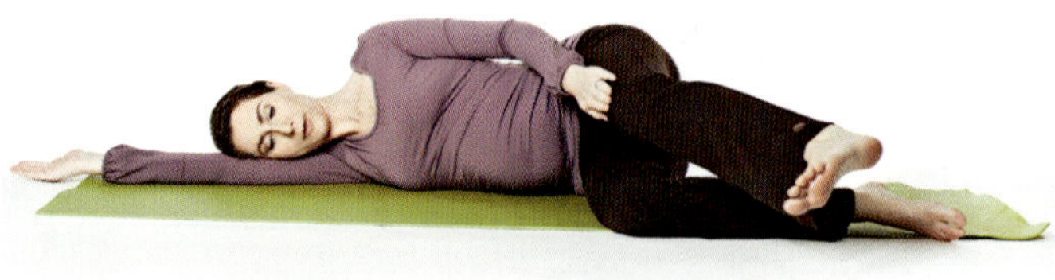

Druck mit der Hand gegen den Oberschenkel

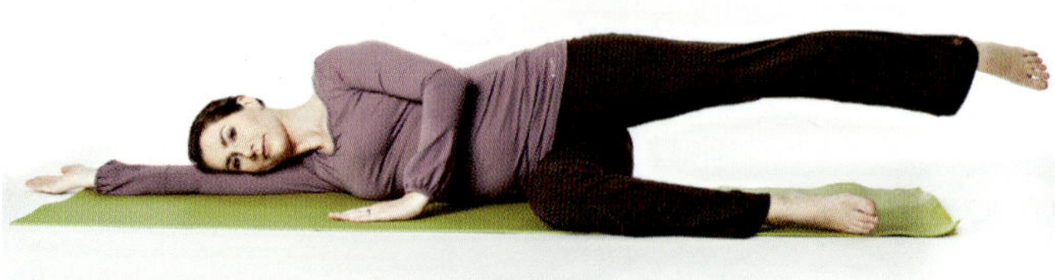

Endposition

Übungen im Vierfüßlerstand

Anleitung für den Vierfüßlerstand

Bringe Handgelenke, Ellbogen und Schultern in eine Linie. Die Finger sind gefächert und leicht gekrümmt und bauen ein Gewölbe auf. Der Druck wird gleichmäßig auf die Fingerkuppen und Handwurzeln abgegeben, um die Handgelenke zu entlasten. Die Ellbogen sind durchlässig und ein wenig gebeugt. Die Ellbogenbeugen zeigen nach vorne. Schiebe den Kronenpunkt des Kopfs nach vorne, wie eine Schildkröte, die ihren Kopf aus dem Panzer herausstreckt. Die Sitzbeinhöcker ziehen in die entgegengesetzte Richtung. Rolle das Becken auf und ab, bis du spürst, dass der Bauch leicht nach oben gezogen wird. Die Knie ruhen auf einer zusammengefalteten Decke oder Matte und sind unter den Hüften. Die Fußballen sind in die Matte gedrückt.

Übungsschwerpunkte können sein:

- häufig in den Unterarmstütz wechseln, um den Beckenboden zu entlasten
- Dehnung der Schulter
- Kräftigung der Brustmuskulatur, um einen straffen Busen zu unterstützen
- Dehnung der Brustmuskeln

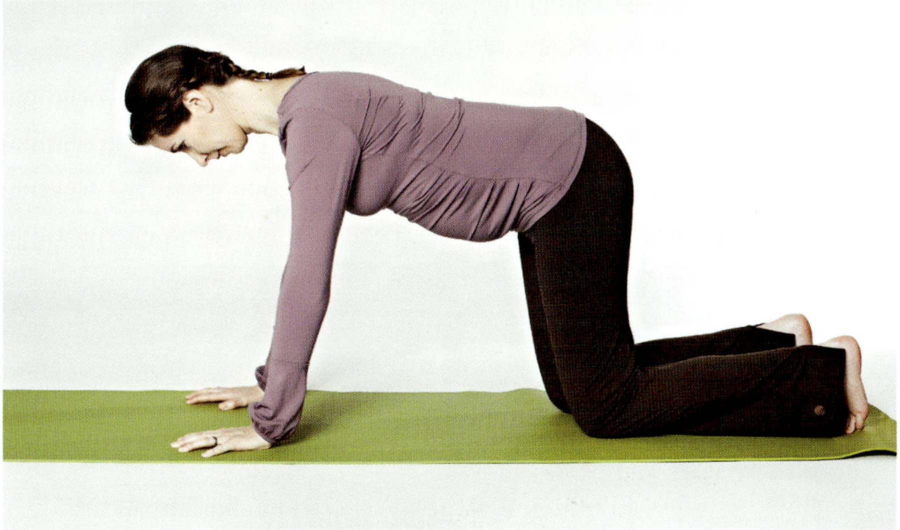

Vierfüßlerstand

Reverse Cat

Ausgangsposition: Vierfüßlerposition

Einatmen: Kraftvoll die Hände in Richtung der Knie und die Knie in Richtung der Hände schieben.

Ausatmen: Die Schulterblätter in Richtung des Beckens fließen lassen, den Oberkörper strecken, der Kopf wird etwas angehoben.

Einatmen: Den Bauch sinken lassen, den Oberkörper strecken und anheben, der Nacken bleibt lang und der Blick wandert über den Boden nach vorne und oben.

Ziel: Kräftigung der Rückenmuskulatur, Verbesserung der Atmung

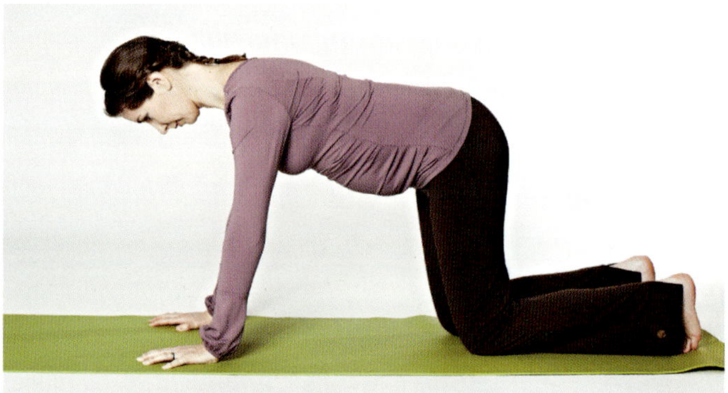

Ausgangsposition

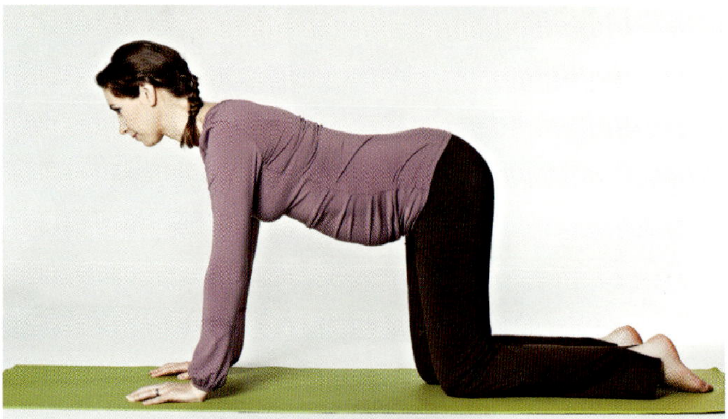

Endposition

Rotation Cat

Ausgangsposition: Vierfüßlerposition

Ausatmen: Die rechte Hand lösen und den Arm auf Schulterhöhe zur Seite strecken.

Einatmen: Den Oberkörper nach rechts leicht aufdrehen und den Arm in Richtung Decke heben. Der Kopf ist in Verlängerung der Wirbelsäule und der Blick geht auf die Seite oder nach oben.

Ausatmen: Den rechten Arm in einem großen Bogen unter dem Oberkörper hindurchführen, das Becken bleibt dabei stabil und der linke Arm lang gestreckt.

Einatmen: Die rechte Hand absetzen.

Das Gleiche auf der anderen Seite wiederholen.

Ziel: Mobilisation der Wirbelsäule, Dehnung der Brustmuskulatur, Verbesserung der Atmung

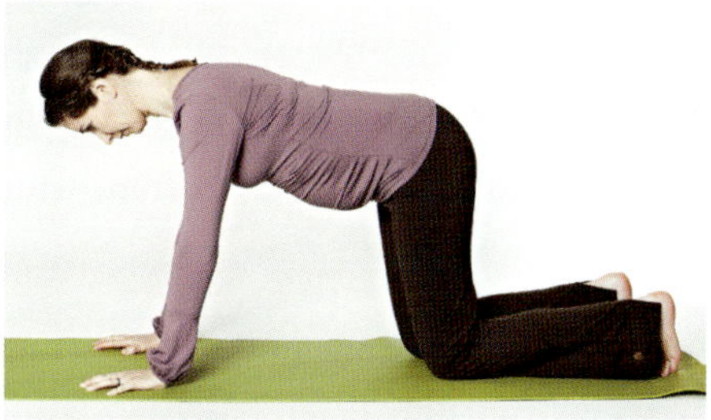

Ausgangsposition

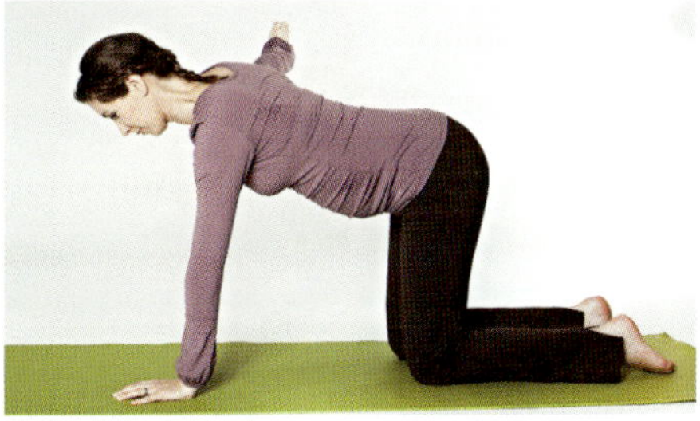

Arm ausgestreckt

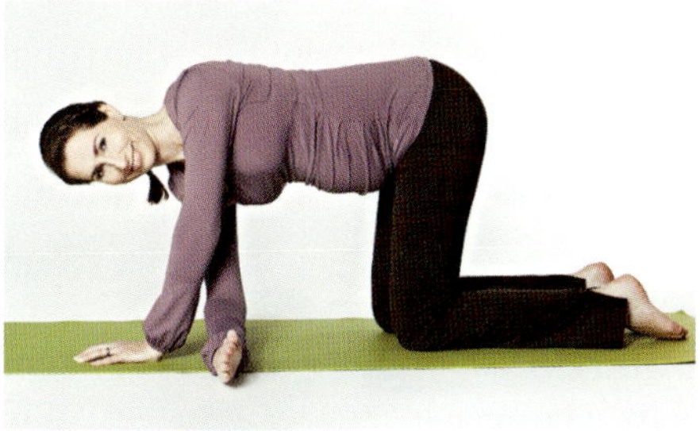

Rotation

Wag the Tail

Ausgangsposition: Vierfüßlerposition

Einatmen:	Längsspannung aufbauen, zwischen Kronenpunkt des Kopfs und den Sitzbeinhöckern einen großen Abstand legen.
Ausatmen:	Die Distanz zwischen rechter Schulter und rechter Hüfte verkürzen, das rechte Ohr zieht zur Hüfte.
Einatmen:	Wieder in die Ausgangsposition zurückkehren.
Ausatmen:	Das Gleiche zur anderen Seite.
Ziel:	Mobilisation der Wirbelsäule, Kräftigung der Rückenmuskeln

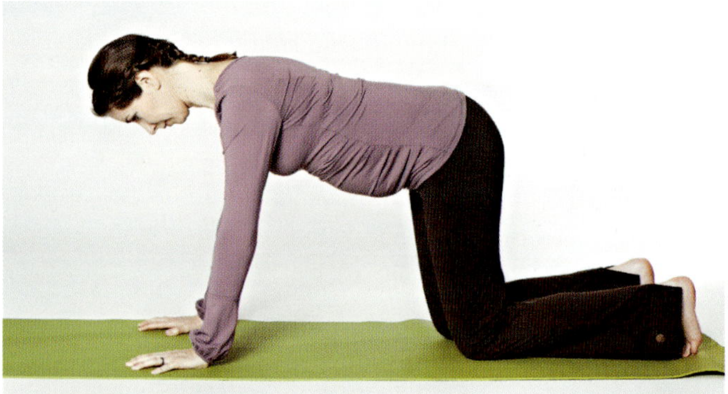

Ausgangsposition

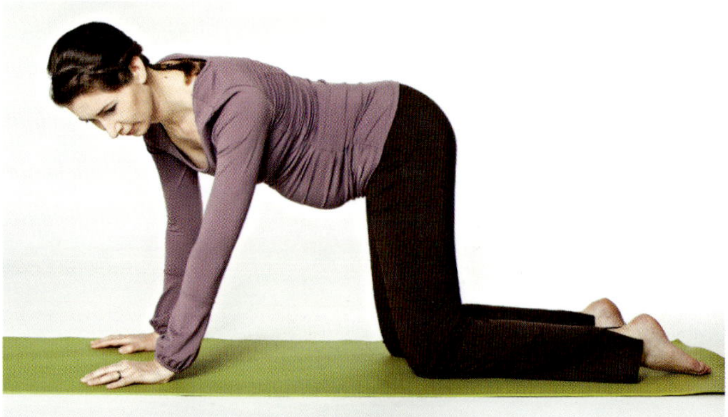

Endposition

Cat Stretch

Ausgangsposition: Vierfüßlerposition

Einatmen: Längsspannung aufbauen, zwischen Kronenpunkt des Kopfs und den Sitzbeinhöckern einen großen Abstand legen, die linke Hand über den Boden etwas nach vorne gleiten lassen, der rechte Ellbogen wird gebeugt, der Oberkörper sinkt etwas in Richtung Boden.

Ausatmen: Druck in die linke Hand geben, als wollte man sie über den Boden noch weiter wegschieben, die rechte Hand mit Druck etwas heranziehen.

Einatmen: In einer fließenden Bewegung die Handpositionen wechseln.

Ziel: Kräftigung der Rückenmuskeln, Kräftigung der Brustmuskulatur

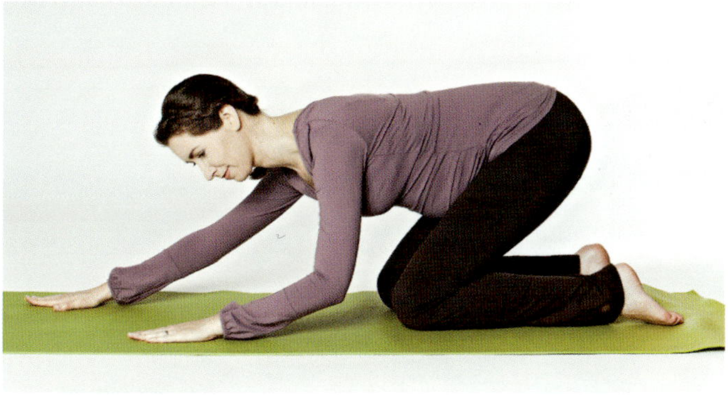

Ausgangsposition

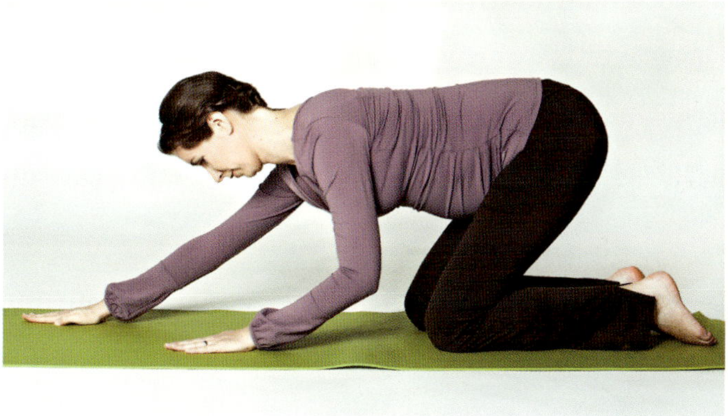

Endposition

Single Leg Kick

Ausgangsposition: Vierfüßlerposition

Einatmen: Kraftvoll die Hände in Richtung der Knie, die Knie in Richtung der Hände schieben.

Ausatmen: Die Schulterblätter in Richtung des Beckens fließen lassen, den Oberkörper strecken, der Kopf bleibt in Verlängerung der Halswirbelsäule, die Haltung ist neutral.

Einatmen: Rechtes Bein über den Boden nach hinten gleiten lassen.

Ausatmen: Das Bein anheben.

Einatmen: Einen Kick mit der Ferse in Richtung des Gesäßes ausführen.

Ausatmen: Das Bein strecken.

Ziel: Kräftigung der Rücken-, Brust-, Gesäßmuskulatur

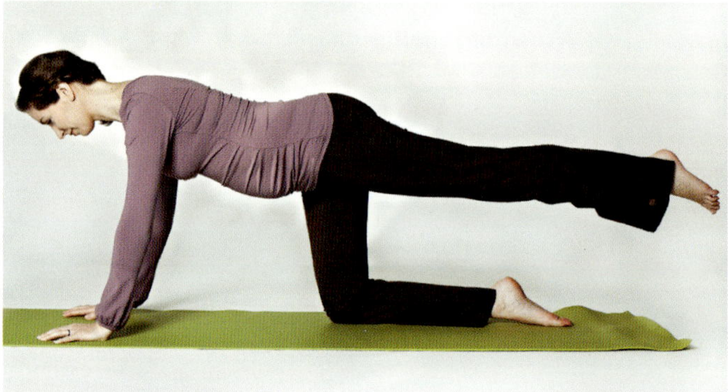

Ausgangsposition

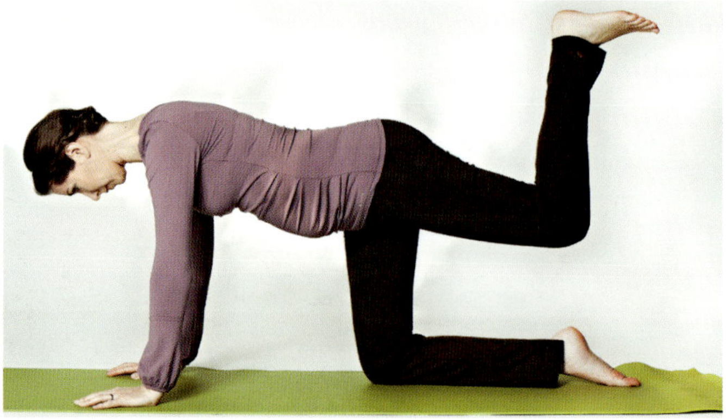

Endposition

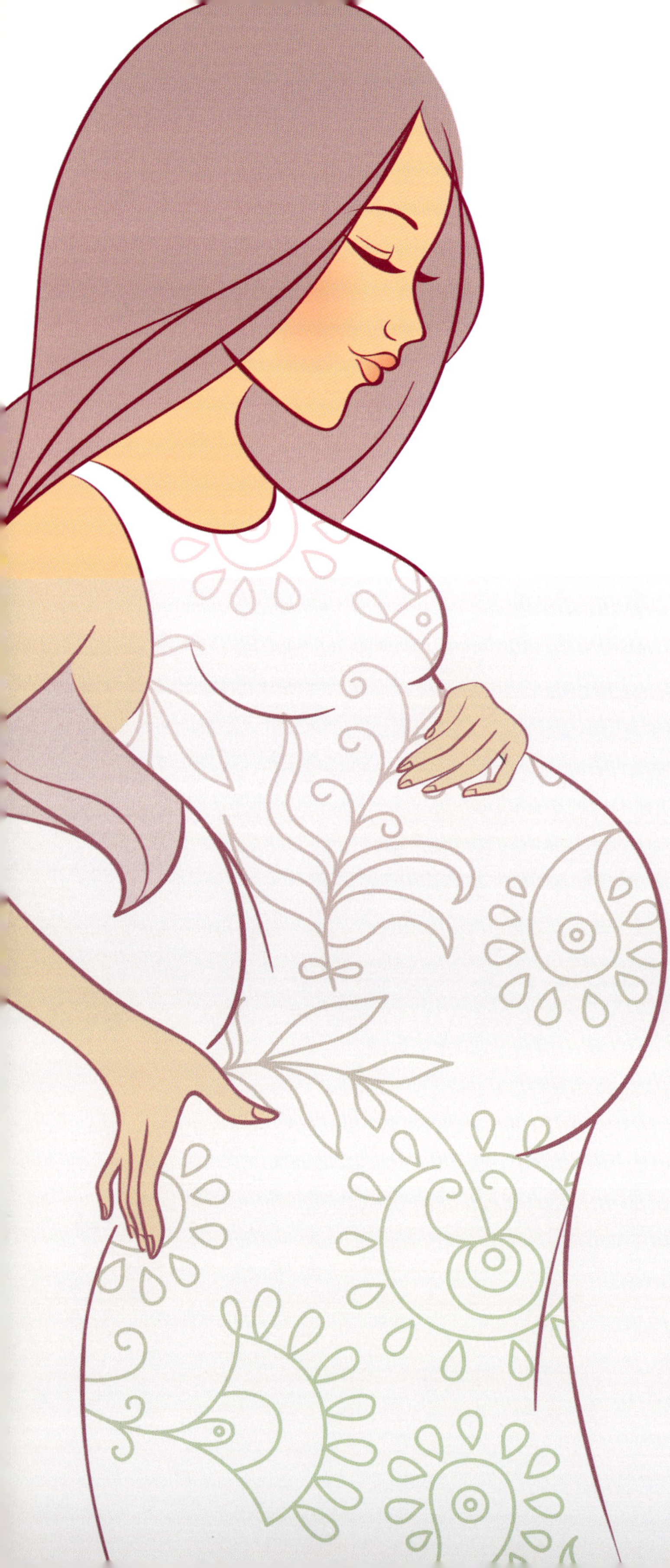

KAPITEL 9

Kapitel 9

ALTERNATIVEN FÜR KLASSISCHE PILATES-ÜBUNGEN

Tipp für die Trainerin

Sollte es nicht möglich sein, einen geschlossenen Kurs für Schwangere anzubieten und nehmen diese daher an Ihrem offenen Kurs teil, können Sie die klassischen Pilates-Übungen durch kleine Varianten so abwandeln, dass trotzdem alle das gleiche Programm absolvieren können. Von Vorteil ist es allerdings, wenn die anderen Teilnehmerinnen die Übungen schon relativ selbstständig durchführen können und ihnen die Namen und die Terminologie bekannt sind. So können Sie, falls erforderlich, die Schwangere korrigieren und Überlastungen verhindern. Weisen Sie alle – auch Nicht-Schwangere – darauf hin, dass sie auf ihre Körperwahrnehmung achten und alles im Rahmen der eigenen Fähigkeiten durchführen.

Eine Überforderung zeigt sich an folgenden Punkten:

- Verlust der Grundspannung und dadurch Bewegung im Becken
- Veränderung der Box
- starkes Wackeln auf instabiler Unterlage
- deutlich spürbare lokale muskuläre Verspannung
- Anhalten des Atems
- Verlust der Konzentration

Variationsmöglichkeiten durch Kleingeräte im Pilates-Training

Rolle

Dead Bug: Rolle quer gegen das Gesäß.

Vorteil: Hebel ist besser kontrollierbar.

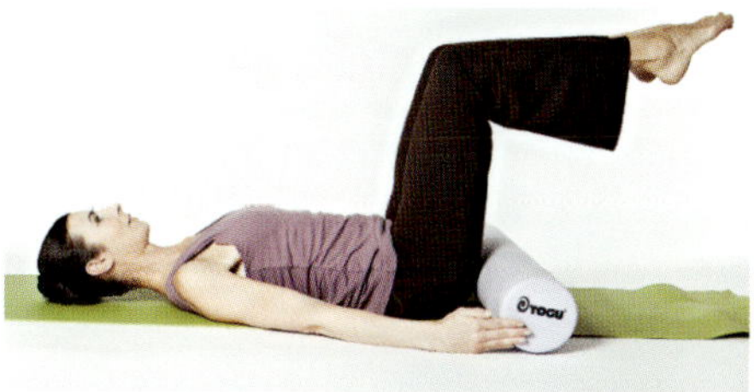

Ausgangsposition

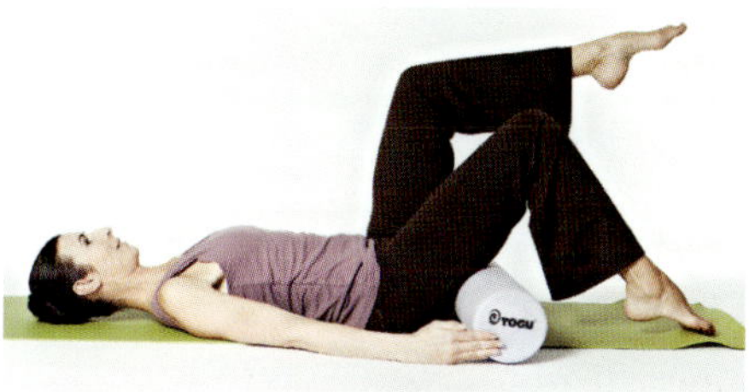

Endposition

Single Leg Stretch: Die Rolle quer gegen das Gesäß und mit den Händen festhalten. **Vorteil:** Bei größerem Bauchumfang verändert sich der Hebel durch die Beine und die Rolle bremst ab, bevor eine Überlastung der Lendenwirbelsäule stattfindet.

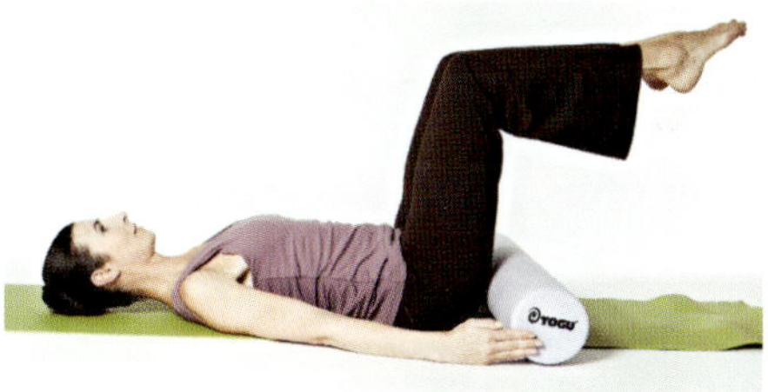

Ausgangsposition

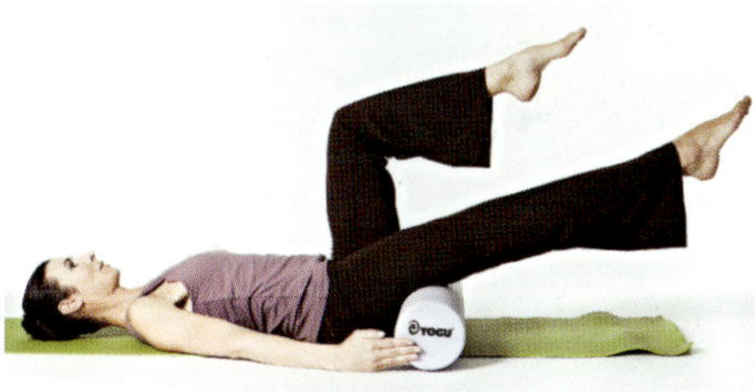

Endposition

Single Leg Kick in der Bauchlage: Die Rolle quer gegen die Oberschenkel, **Vorteil:** So können Übungen aus der Bauchlage noch in ähnlicher Position durchgeführt werden.

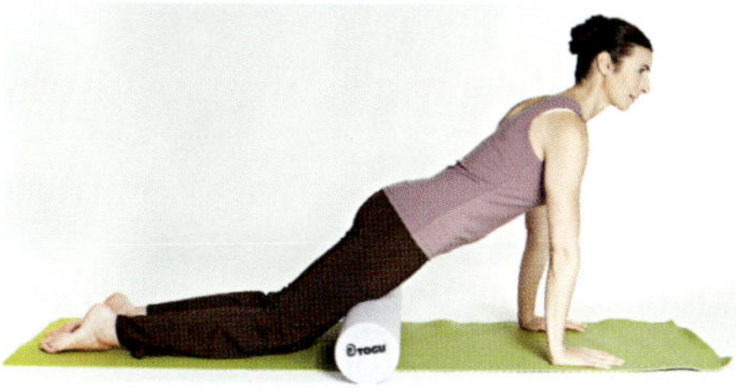

Ausgangsposition

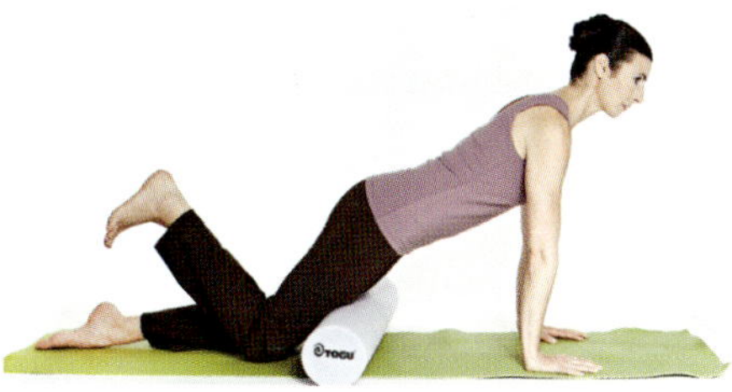

Endposition

Swan Dive Preparation: Die Rolle quer gegen die Oberschenkel legen, beim Beugen der Arme rollen die Oberschenkel über die Rolle und die Beine werden angehoben.
Vorteil: Auch bei größerem Bauchumfang kann die Übung noch durchgeführt werden.

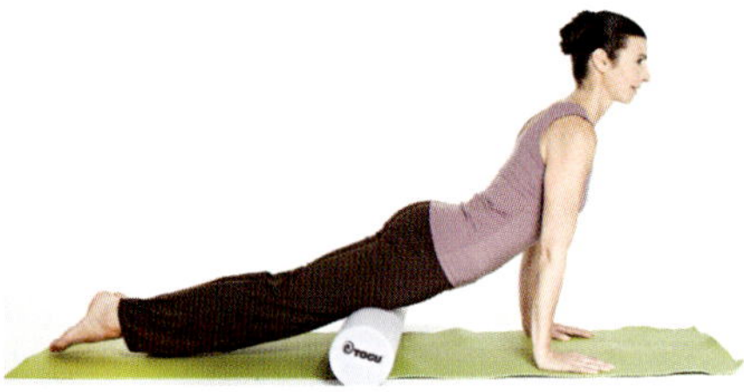

Ausgangsposition

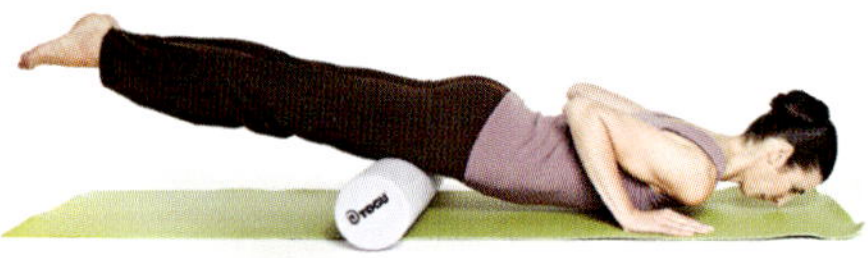

Endposition

Side Kick: Die Rolle parallel zum Oberkörper legen, das obere Bein wird angebeugt und auf der Rolle abgelegt, die obere Hand kann auf die Rolle gesetzt werden.
Vorteil: Das Becken kann leichter in der neutralen Position bleiben.

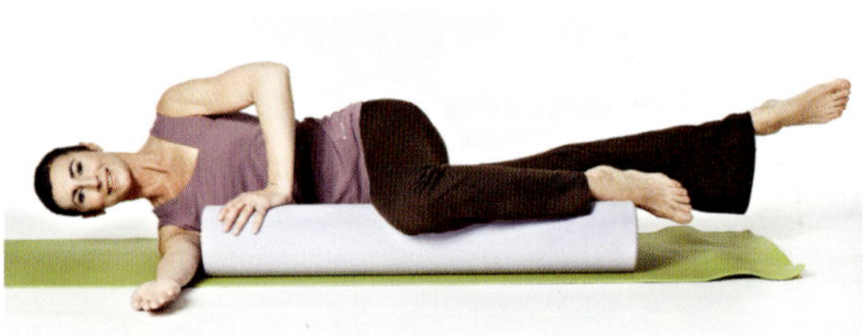

Endposition

Redondoball

Dead Bug: Der Ball ist halb mit Luft gefüllt und wird unter dem Kreuzbein platziert.
Vorteil: Das Becken ist leicht erhöht und der Beckenboden kann leichter angesteuert werden; durch die labile Unterlage werden einfacher die tiefen Strukturen der stabilisierenden Muskulatur aktiviert.

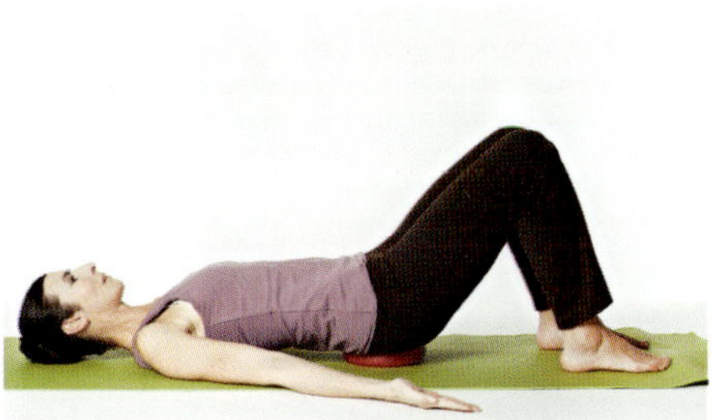

Ball unter dem Becken

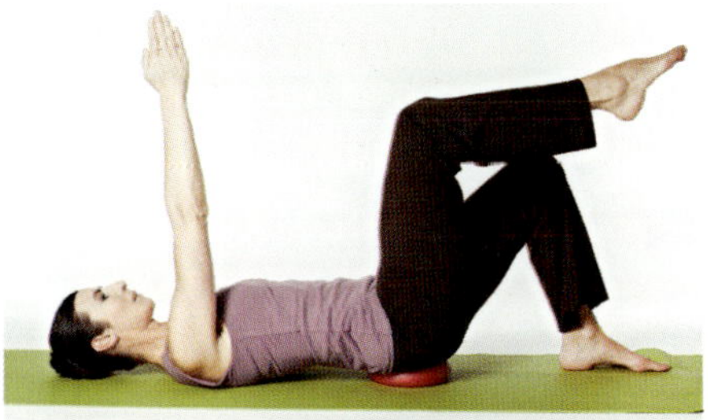

Ausgangsposition Dead Bug

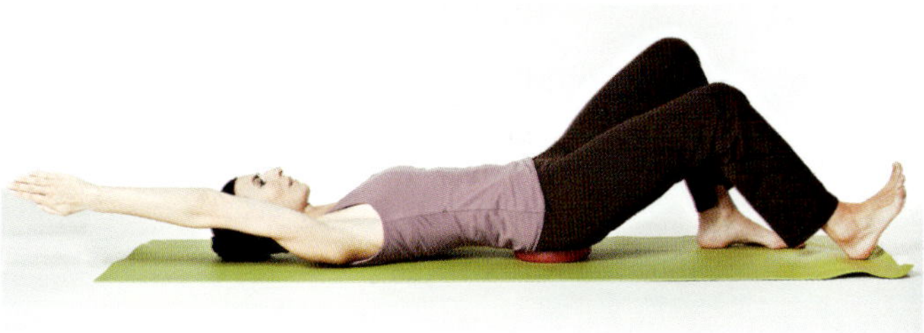

Endposition Dead Bug

Hip Rolls I: Der Ball ist zwischen den Knien und wird mit der Ausatmung zusammengedrückt.
Vorteil: Der Beckenboden kann besser angesteuert werden und die Bewegung kann leichter kontrolliert werden.

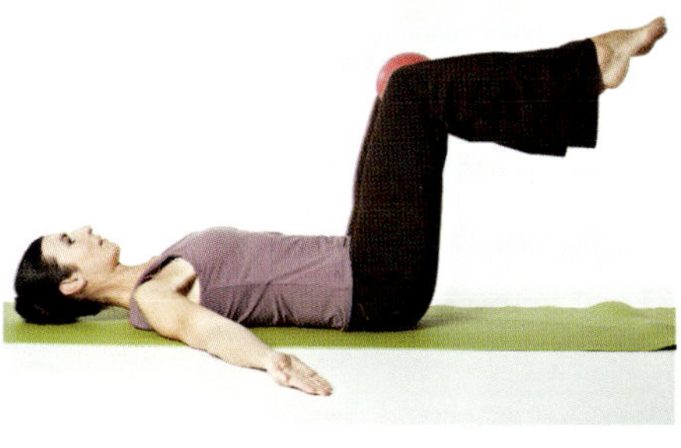

Ausgangsposition

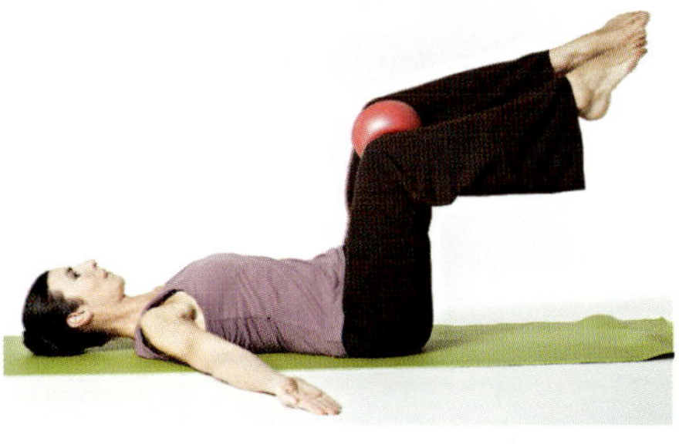

Endposition

Hip Rolls II: Der Ball wird zwischen den lang nach oben gestreckten Händen gehalten und etwas zusammengedrückt.

Vorteil: Die Anbindung vom Brustkorb am Beckenkamm findet besser statt und die schrägen Bauchmuskeln werden deutlicher gespürt.

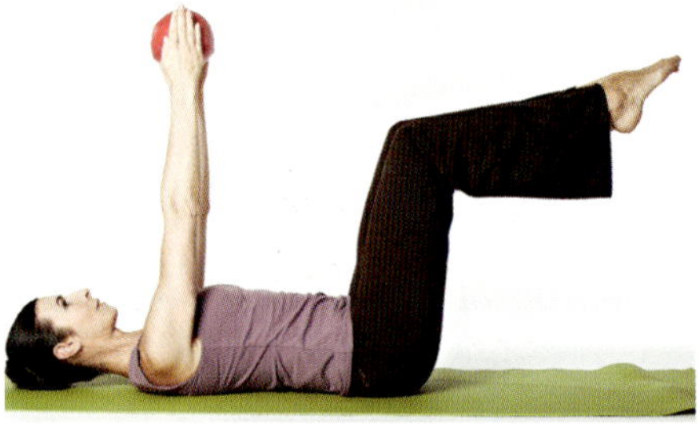

Ausgangsposition

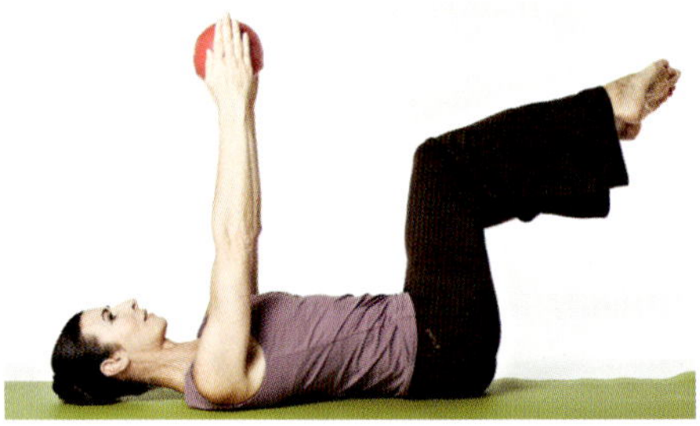

Endposition

Pezziball

Dead Bug: In Rückenlage sind die Beine angebeugt und liegen auf dem Pezziball, die Waden geben Druck in den Ball, während sich die Arme bewegen.
Vorteil: Rumpfspannung und Schultergürtelorganisation kann geübt werden.

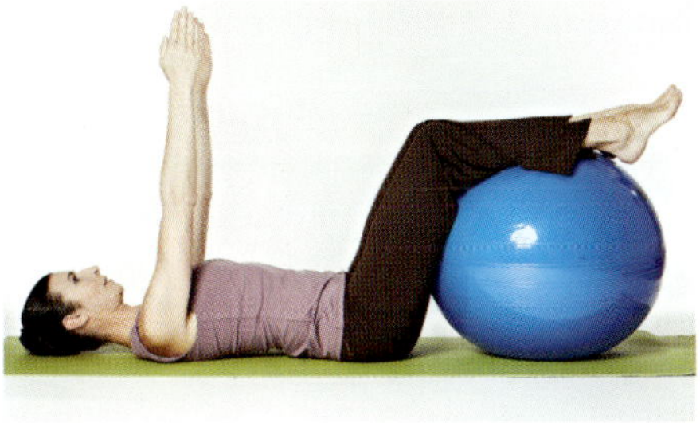

Ausgangsposition

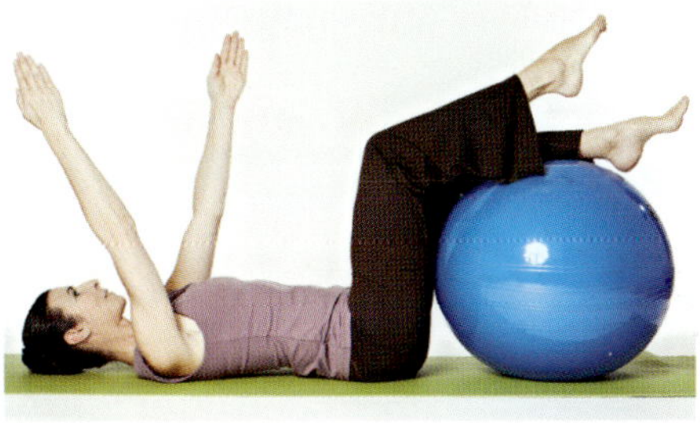

Endposition

Hip Rolls I: Die Beine sind angebeugt und liegen auf dem Pezziball und rollen auf dem Ball über die Seite.
Vorteil: Die Übung kann so sanfter stattfinden.

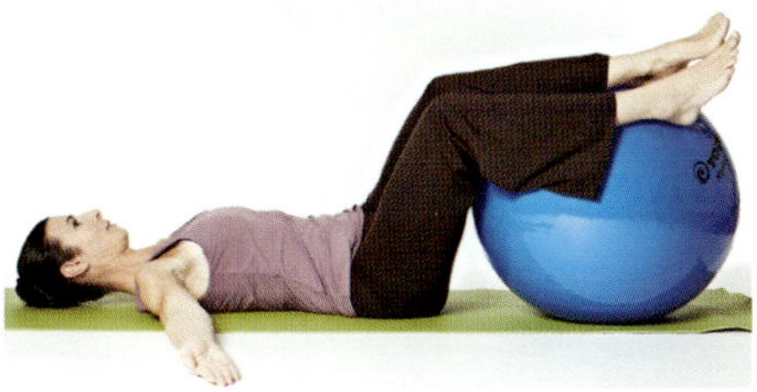

Hip Rolls II: Die Beine sind angebeugt und liegen auf dem Pezziball, es wird jeweils nur ein Bein auf die Seite bewegt, während das andere Bein liegen bleibt.
Vorteil: Die Stabilisation des Beckens kann besser angesteuert werden und die Bewegung wird kleiner.

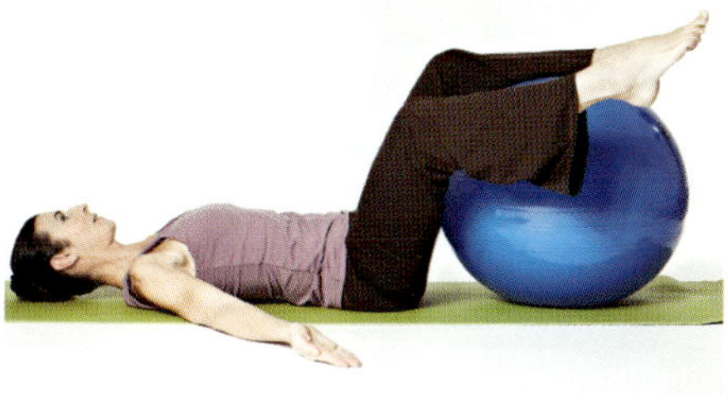

Thera-Band®

Hip Rolls: Das Thera-Band® um die Oberschenkel schlingen und mit einem Clip schließen oder die Enden fassen.
Vorteil: Die Beine lassen sich besser in der Position halten.

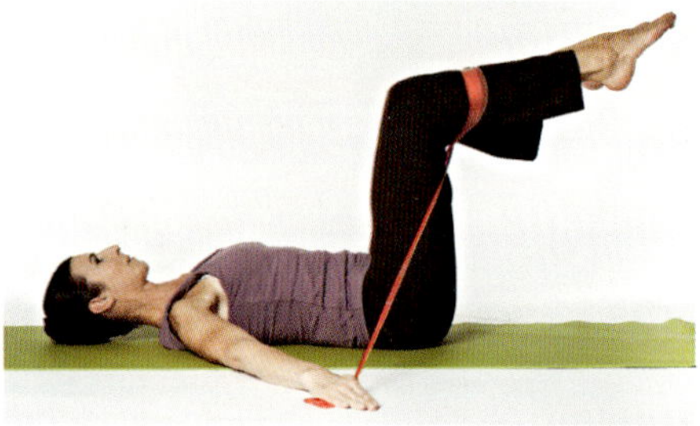
Ausgangsposition

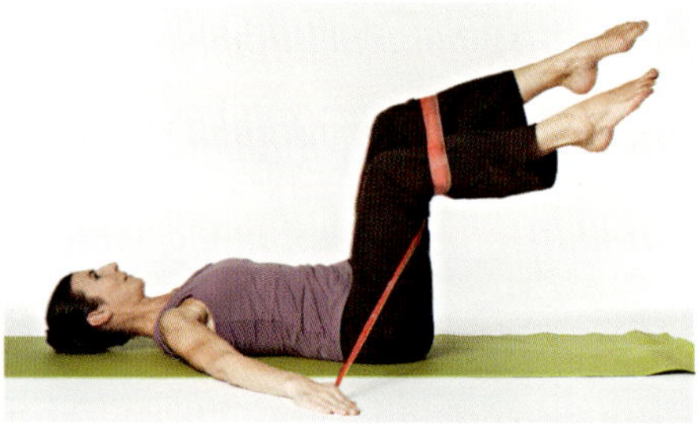
Endposition

Twist: Die Arme auf Schulterhöhe zur Seite ausstrecken und das Band auf Spannung bringen, sodass die leicht gebeugten Armen gegen das Band drücken und das Thera-Band® auch am Rücken spürbar ist.
Vorteil: Es ist einfacher, die Schlüsselbeine weit und offenzuhalten und die Drehung nur aus der Körpermitte durchzuführen.

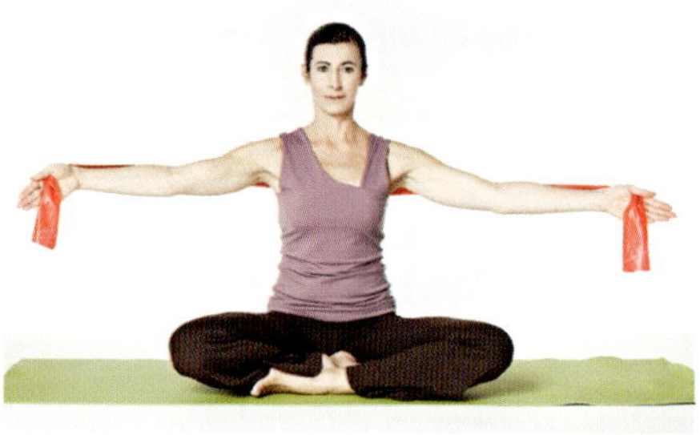
Ausgangsposition

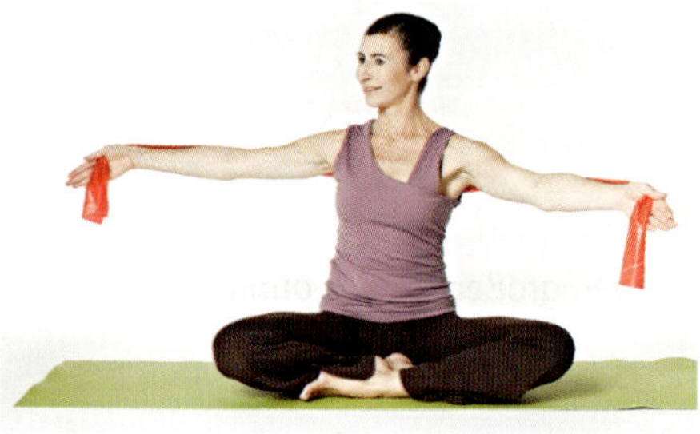
Endposition

Single Leg Stretch: Der Fuß ist mittig in das Thera-Band® gesetzt und dieses ist einmal zum Fixieren um den Fuß gewickelt. Das Bein ist in der Ausgangsposition angebeugt, das andere Bein auf dem Boden lang ausgestreckt. Die Arme sind zur Seite ausgebreitet und die Hände drücken das Thera-Band® in den Boden.

Vorteil: Eine geführte Bewegung ist einfacher und es kann mehr in die Streckung des Beins gearbeitet werden.

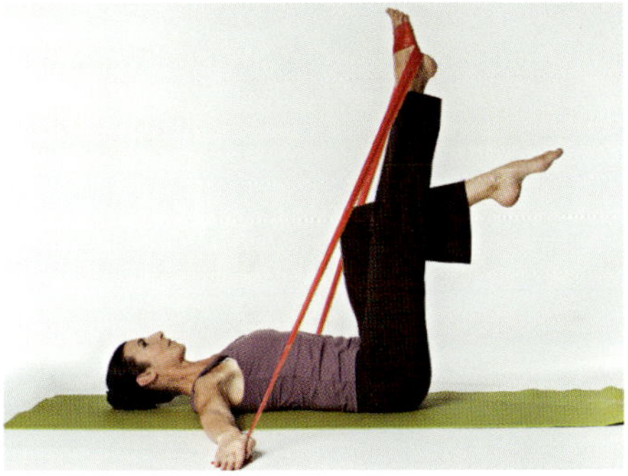

Ausgangsposition

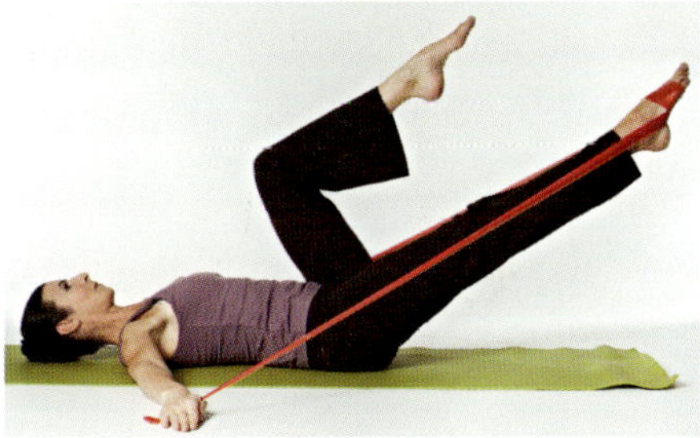

Endposition

Single Leg Circle: Der Fuß ist mittig in das Thera-Band® gesetzt und dieses ist einmal zum Fixieren um den Fuß gewickelt. Das Bein ist in der Ausgangsposition lang nach oben gestreckt und aus der Hüfte in eine kleine Außenrotation gebracht. Das andere Bein wird lang auf dem Boden ausgestreckt. Die Arme sind zur Seite ausgebreitet und die Hände drücken das Thera-Band® in den Boden.

Vorteil: Eine geführte Bewegung ist einfacher und das Becken kann leichter in der neutralen Position bleiben.

Achtung! Nur wenige Wiederholungen machen, ansonsten kann die Hüfte mit Reizung auf den größeren Bewegungsradius reagieren.

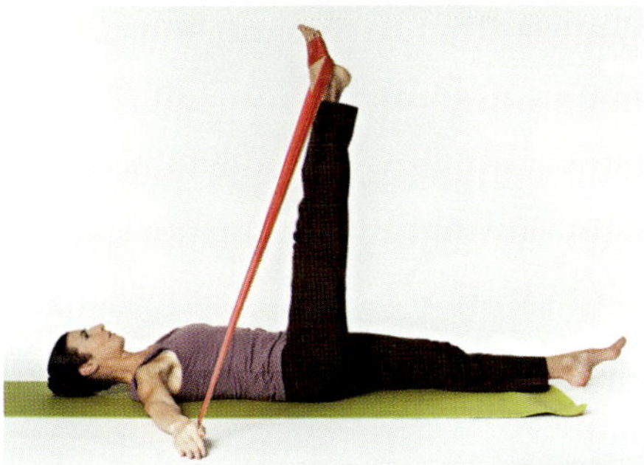

Ausgangsposition

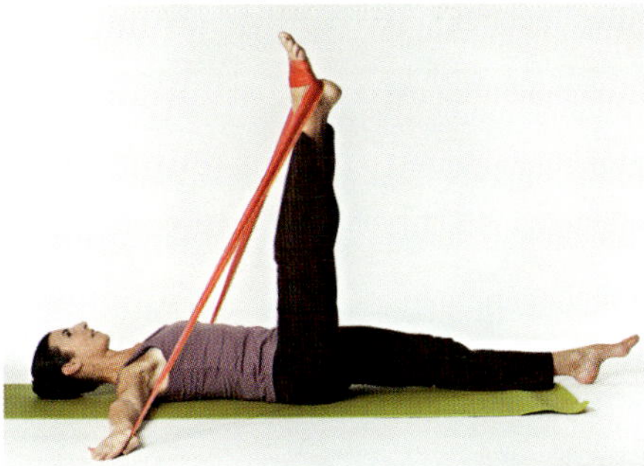

Endposition

Übungen bei Beschwerden

Verspannungen in den Schultern

Verspannungen sind generell sehr häufig und gerade im Schulter-Nacken-Bereich haben auch Schwangere damit oft zu tun. Dies kann einerseits emotional bedingt sein, durch Verunsicherung und Stress durch die veränderte Situation. Andererseits werden durch den wachsenden Busen die Schultern häufig unwillkürlich zurück und nach oben gezogen. Lockerungsübungen können da Linderung bringen.

Shoulder Drops

Ausgangsposition: Im Stehen, die Knie sind locker gebeugt, das Becken ist in einer neutralen Position, die Arme locker neben dem Körper baumelnd.

Einatmen: Die Schultern in Richtung der Ohren ziehen.
Ausatmen: Mit einer deutlichen Ausatmung durch den Mund ruckartig fallen lassen.

Mehrmals wiederholen.

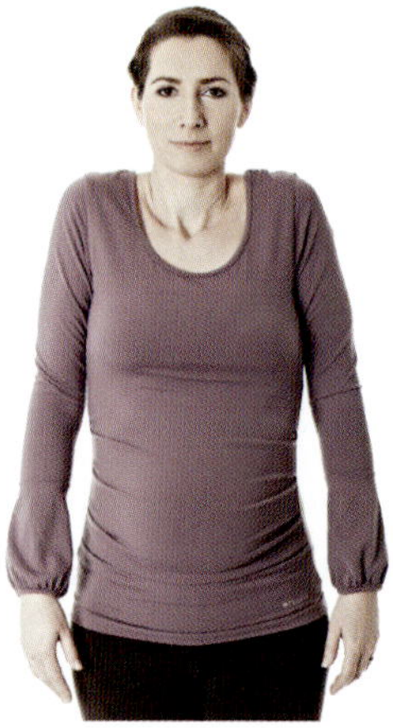

Schultern oben

Windmill Arms

Ausgangsposition: In der Rückenlage, mit angebeugten Beinen und neutralem Becken die Arme in Richtung Decke strecken. Unter der Brustwirbelsäule ist ein zusammengerolltes Handtuch.

Einatmen: Den rechten Arm in Richtung Kopf und den linken Arm in Richtung Boden sinken lassen. Der Kopf dreht dabei nach rechts.
Ausatmen: Beide Arme wieder in Ausgangsposition und den Kopf zurückrollen.

Auf der anderen Seite wiederholen.

Schultermobilisation I

Ausgangsposition: Bequemer, weiter Stand, die Knie sind locker gebeugt, das Becken ist in neutraler Position. Die Arme baumeln neben dem Körper.

Den Atem fließen lassen, während der Oberkörper sanft zur Seite und etwas nach vorne geneigt wird. Ein Arm bekommt so mehr Spielraum und durch einen kleinen Impuls beginnt er zu schwingen. In der Vorstellung wird der Arm ganz schwer und die Finger, die Hand, der Unterarm, der Oberarm, die Schulter schmelzen in Richtung Boden. Den Arm so lange pendeln lassen, bis sich ein angenehmes Gefühl von Schwere entwickelt hat. Dann erst das Pendeln langsam ausklingen lassen und den Oberkörper wieder über die Seite aufrichten.

Beide Schultern miteinander vergleichen und dann zur anderen Seite wechseln.

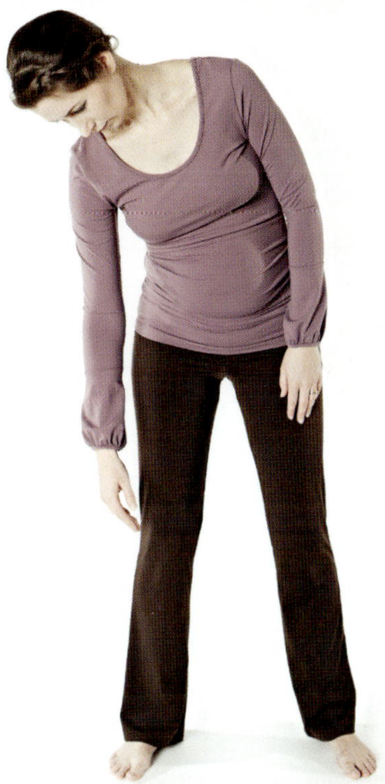

Seitneigung

Schultermobilisation II

Ausgangsposition: Im Stand oder im Sitzen, die Hände schräg gegeneinanderdrücken.

Den Atem fließen lassen und dabei die Hände leicht zusammendrücken, sodass sie in der Position verweilen. Die Schulterblätter in großen Kreisen bewegen und dadurch den oberen Rücken sanft massieren.

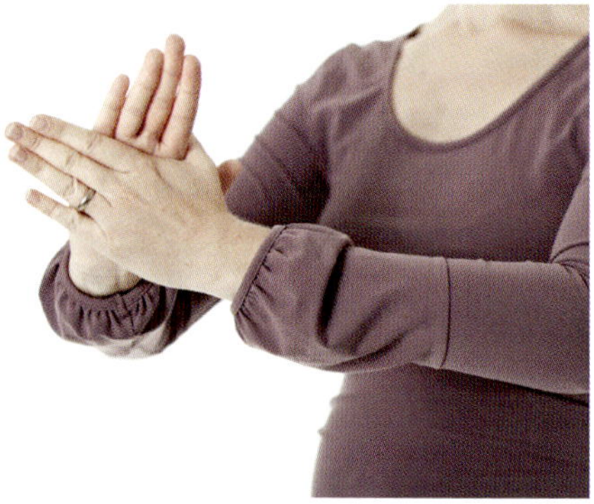

Detail – Hände zusammen, Arme angebeugt

Nose Spiral

Ausgangsposition: In der Rückenlage auf der Matte, der Rücken ruht bequem auf der Unterlage und die Arme sind ebenfalls angenehm abgelegt. Der Kopf ruht mittig und ist vielleicht mit einem Handtuch etwas erhöht. Der Atem kann bei dieser Übung ruhig fließen und die Augen sind vielleicht geschlossen.

Die Nasenspitze wird zu einem Pinsel, der beginnt, kleine Kreise an die Decke zu zeichnen. Langsam werden die Kreise etwas größer, gehen aber nur so weit, wie es für den Nacken angenehm ist. Nach einer Weile wird die Richtung gewechselt und die Übung so lange ausgeführt, bis sich ein lockeres Gefühl in Schulter- und Nackenbereich einstellt.

Rückenschmerzen

Rückenschmerzen sind ein ebenfalls weitverbreitetes Leiden. Durch die hormonelle Veränderung kommt es zu einer Gewebsauflockerung von Sehnen, Bändern und Gelenken. Dies führt auch zu einer verringerten Stabilität der Wirbelsäule. Der erhöhte Kraftaufwand der stabilisierenden Muskulatur macht sich in schmerzhaften Verspannungen bemerkbar und die Muskulatur ist schneller ermüdet und kann die veränderten statischen Gegebenheiten nicht mehr ausgleichen. Bei einem größeren Bauch nimmt auch die

Neigung zu einer verstärkten Lendenlordose zu und dies führt wiederum zu Beschwerden im unteren Rücken.

Mobilisation im Stehen

Ausgangsposition: Im Stand an eine Wand oder Tür gelehnt. Das Kreuzbein, die Partie zwischen den Schulterblättern und das Hinterhaupt haben Kontakt mit der Wand. Die Beine sind leicht gebeugt und die Zehenspitzen vor den Knien zu sehen.

Einatmen: Leichte Längsspannung aufbauen.

Ausatmen: Das Kinn in Richtung Brustbein sinken lassen, der Nacken wird lang.

Einatmen: Halten.

Ausatmen: Die Schultern locker nach vorne fließen lassen, sodass die Arme neben dem Körper in Richtung Boden ziehen.

Einatmen: Halten.

Ausatmen: Den oberen Rücken runden und nach vorne neigen, das Kreuzbein hält den Kontakt mit der Wand.

Einatmen: Halten.

Ausatmen: Weiter nach unten rollen, bis nur noch das Gesäß Kontakt mit der Rückwand hat.

Einatmen: Halten.

Ausatmen: Mit einer oder mit mehreren Atemzügen ganz langsam wieder nach oben rollen.

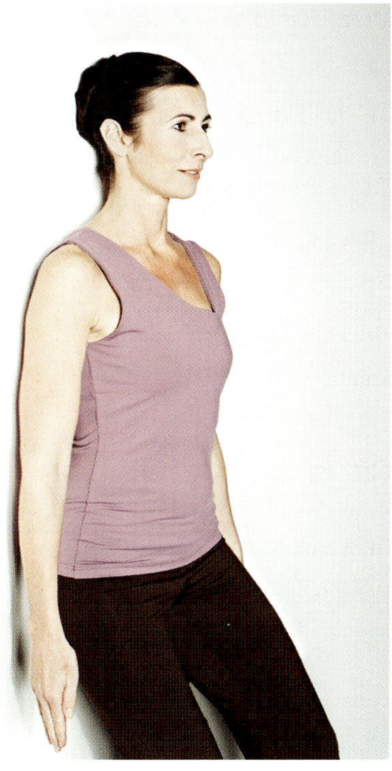

Mit leicht gebeugten Beinen stehend an der Wand

Mobilisation im Liegen

Ausgangsposition: Auf der rechten Seite liegen und die Beine anbeugen. Die Arme sind auf Schulterhöhe nach vorne gestreckt. Der linke Arm beschreibt einen großen Bogen über den Kopf nach hinten und der Oberkörper dreht mit. Während der Atem fließend weitergeht, für einen Moment in dieser Position verweilen und tief in den Bauch ein- und ausatmen. Durch eine leichte Gewichtsverlagerung das Becken ebenfalls nach hinten sinken lassen. Dadurch rollt das Becken zurück und eine Rückenlage ergibt sich, in der die Knie nach rechts und links zur Seite zeigen. Nun langsam das rechte Knie anheben und über die Mitte zum anderen Bein führen. Daraus ergibt sich die Drehposition nach links. Auch hier für einen Moment verweilen, um dann in einer geschmeidigen Bewegung den Oberkörper weiterzudrehen, um auf die andere Seite zu kommen. Im eigenen Tempo mit möglichst geringem Kraftaufwand in diese Bewegung hineingehen.

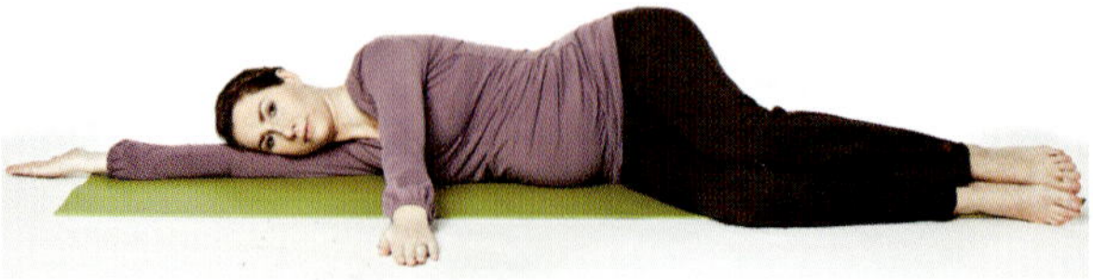

Ausgangsposition

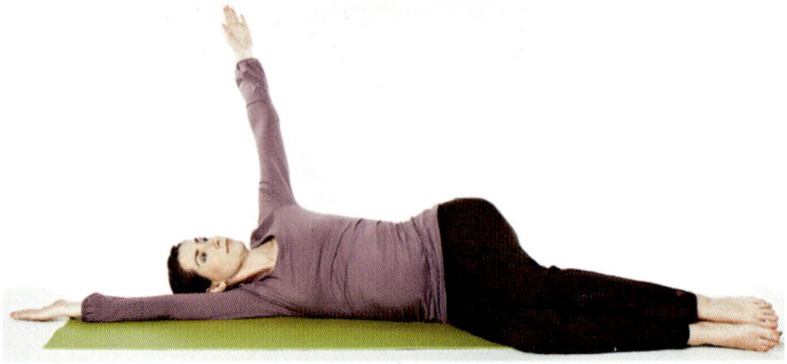

Drehposition

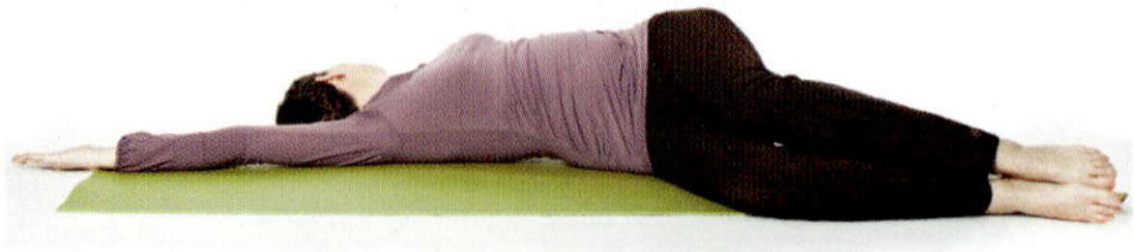

Endposition

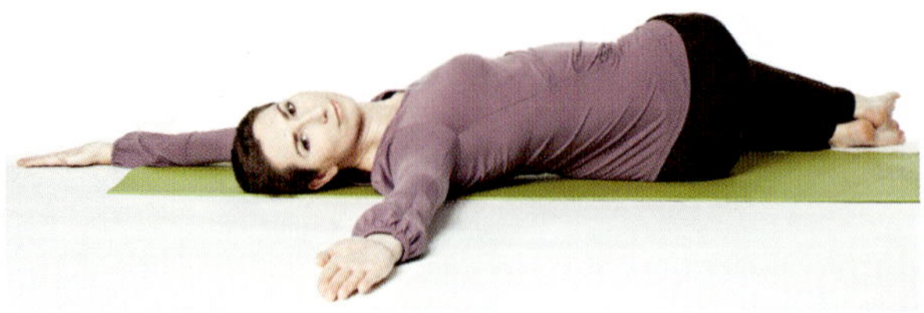

Endposition von der Rückseite aus betrachtet

Pelvic Clock

Ausgangsposition: In der Rückenlage sind die Beine aufgestellt. Der Rücken ruht bequem auf der Unterlage und der Kopf ist mittig abgelegt. Der Atem kann bei dieser Übung gleichmäßig weiterströmen.

Ein großes Ziffernblatt einer Uhr wird zur Visualisation genutzt und das Becken ruht darauf. Das Schambein liegt auf der 6, der Bauchnabel auf der 12 und die rechten und linken Hüftgelenke auf der 3 und 9. Mit sanften Bewegungen verlagert sich das Becken und drückt mal mehr auf die 3, die 6, die 9 und die 12. Der gegenüberliegende Punkt wird dabei leicht angehoben. Eine zarte, kreisende Bewegung entsteht, zuerst im Uhrzeigersinn und dann in Gegenrichtung. Durch diese feinen Gewichtsverlagerungen lösen sich die Verspannungen im unteren Rücken.

Knee Stirs

Ausgangsposition: In der Rückenlage auf der Matte, die Beine sind angebeugt und die Hände umfassen die Beine und ziehen sie dicht an den Oberkörper heran. Als Vorbereitung kann ein paar Mal seitlich hin- und hergerollt werden. Danach werden die Handflächen auf die Kniescheiben gelegt und das Gewicht der Beine an die Hände abgegeben. Der Atem kommt und geht von alleine, die Hände beschreiben kleine oder größere Kreise, die sich voneinander entfernen. Es können gegenläufige Kreise sein, die eine Acht bilden, sodass sich das Becken auf der Matte etwas bewegt. Mal sinkt der untere Rücken mehr in die Matte und mal löst er sich stärker. Alles wird mit möglichst großer Lockerheit und ohne Kraftaufwand ausprobiert.

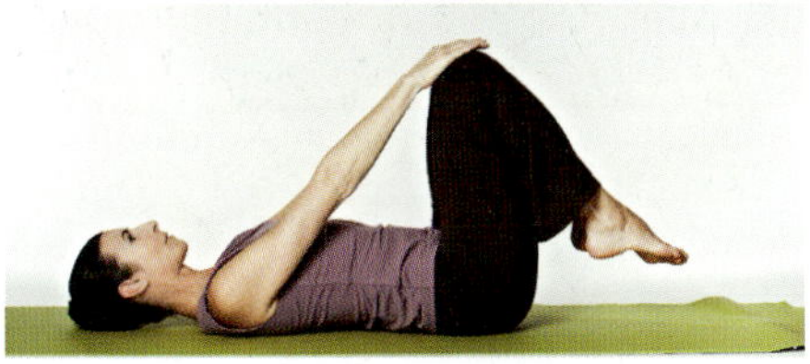

Ausgangsposition Hände auf den Knien

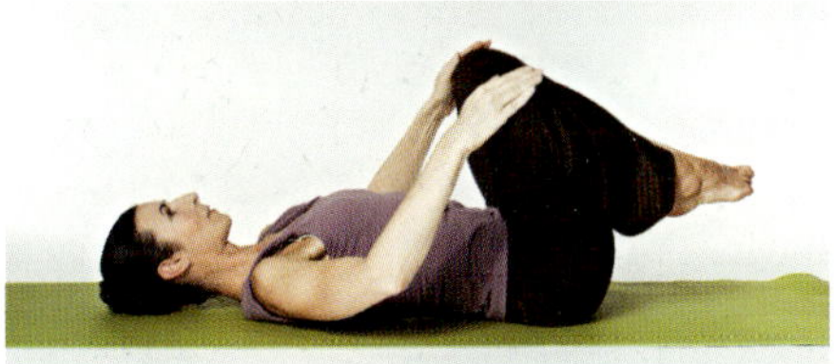

Knie kreisen

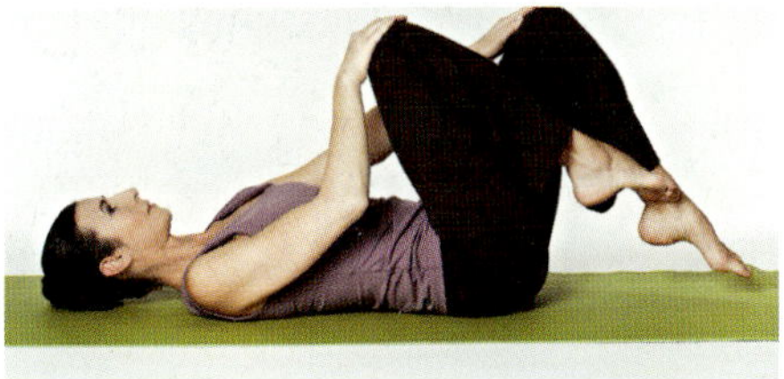

Knie im Wechsel heranziehen

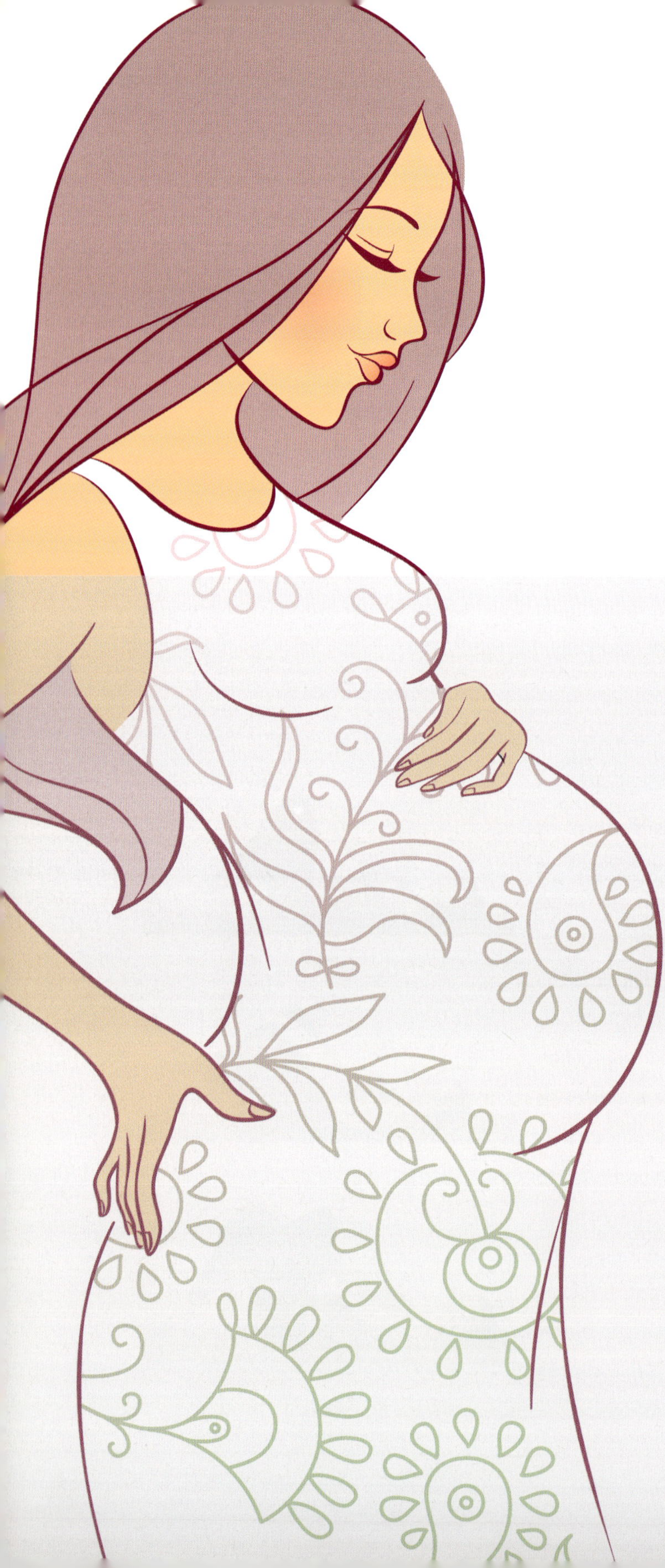

KAPITEL 10

Kapitel 10

RÜCKBILDUNG

Pilates nach der Rückbildung

„Eine Schwangerschaft kommt neun Monate und geht neun Monate."

(Hebammenweisheit)

In der Zeit der Schwangerschaft hat eine Frau viele unterschiedliche Phasen erlebt und ihren Körper neu und anders wahrgenommen. Die Geburt ist auch mit vielen verschiedenen Emotionen verbunden und sicher eines der eindrücklichsten Erlebnisse, die eine Frau erfahren kann. Sie hinterlässt Spuren auf körperlicher und geistiger Ebene, die prägend für das weitere Leben sein können. Im besten Falle hat die Frau die Geburt als anstrengendes und beglückendes Erlebnis in Erinnerung und alle Schmerzen sind hinterher vergessen.

So unterschiedlich, wie die Schwangerschaft erlebt werden kann, ist auch die Zeit nach der Geburt. Einige junge Mütter fühlen sich trotz Geburtsverletzungen schnell wieder fit und mobil und genießen von Anfang an ganz bewusst das neue Leben an ihrer Seite. Andere Mütter stürzen in eine Wochenbettdepression und benötigen fachkundige Unterstützung, um sich daraus wieder zu befreien.

Fokus des Trainings nach der Rückbildung

Schon am ersten Tag nach der Geburt kann die Wöchnerin mit den ersten Übungen beginnen. Bei einem Kaiserschnitt ist dies ab dem dritten Tag möglich. Diese Übungen sind zuerst nur sehr sanft und gehen hauptsächlich in Richtung Körperwahrnehmung, um so das Gefühl wiederherzustellen.

Nach sechs Wochen kann ein spezieller Rückbildungskurs, z. B. in einer Hebammenpraxis, besucht werden. Wenn keinerlei Beschwerden oder Einschränkungen vorhanden sind, ist es danach auch möglich, in einen offenen Gruppenkurs einzusteigen.

Zu beachten ist, dass aufgrund der veränderten hormonellen Werte und durch das gestiegene Gewicht während der Schwangerschaft die Sehnen und Bänder immer noch locker und hyperflexibel sind. Dies kann bis zu fünf Monate nach der Geburt anhalten und es ist außerdem noch beeinflusst dadurch, wie lange gestillt wird. Erst ca. 4-6 Wochen nach Abstillen des Kindes beginnt der Hormonspiegel, sich wieder zu normalisieren und dies wirkt sich dann auch auf das Bindegewebe und die Stabilität der Gelenke aus.

Grundsätzlich sind folgende Punkte immer empfehlenswert:

- Immer über die Seite aufrichten!
- Kein Training der geraden Bauchmuskeln!
- Nur sanftes Dehnen!
- Überstreckungen des Rumpfs vermeiden!
- Den Kopf bei allen Rückenlagenübungen liegen lassen!

Die Schwerpunkte des Trainings können dabei hauptsächlich auf Haltung, Atmung und Aufrichtung gelegt werden. Die Übungen bieten so einen Ausgleich zur Tendenz einer Beugehaltung. Besonders Übungen, die den Schultergürtel kräftigen und entspannen, sowie die Kräftigung der Rückenmuskeln stehen genauso im Vordergrund wie die Kräftigung der Beckenbodenmuskulatur.

Bevorzugte Übungspositionen können die Seitlage und die Bauchlage sein. Bei Beschwerden durch Kaiserschnitt oder eine empfindliche Brust kann man durch Polster Abhilfe schaffen.

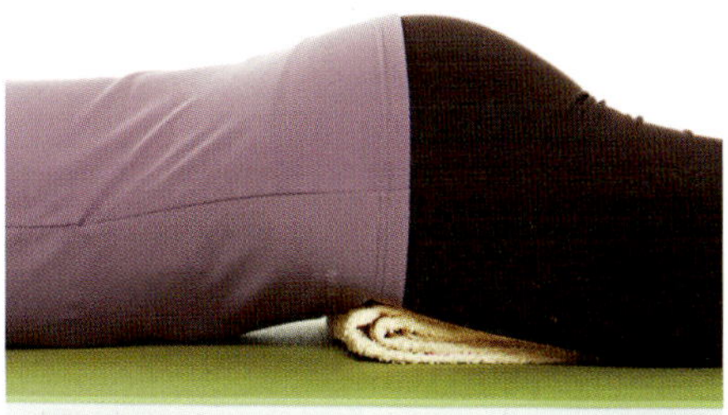

Unterlagerung des Beckens bei Beschwerden durch Kaiserschnittnarbe

In der Rückenlage wirken sanfte Umkehrpositionen entlastend für den Beckenboden. Es ist zudem hilfreich, kleine Bälle oder Handtücher als Unterstützung einzusetzen.

Außerdem sind Übungen für die Quer- und Längsspannung der Fußgewölbe empfehlenswert, denn sie gewährleisten eine verbesserte Ansteuerung des Beckenbodens und sind die Basis für eine gute und entspannte Aufrichtung.

Übungen für das Fußgewölbe

Ausgangsposition: In einem bequemen Stand, einen Fuß etwas nach vorne stellen und nur den Fußballen aufsetzen. Mit sanften Bewegungen den Fuß auf dem Boden kreisen lassen, um das Fußgelenk zu mobilisieren.

Den Fuß etwas weiter anheben und entweder ein imaginäres Handtuch oder Taschentuch mit dem Fuß greifen und es anheben. Dies mehrmals wiederholen und danach den anderen Fuß bewegen.

Beide Füße haben wieder Bodenkontakt. Zuerst lösen sich die großen Zehen und ziehen in Richtung Decke, während die anderen Zehen bleiben. Dann heben sich die vier Zehen, während der große Zeh bleibt. Im Anschluss alle Zehen anheben und dadurch gut die Dreipunktbelastung von Ferse, Grundgelenk, großem und kleinem Zeh spüren. Ganz langsam die Zehen, beginnend vom kleinen Zeh, wieder auf die Unterlage zurückkehren lassen.

Aus einer Standposition in einen Zehenballenstand kommen und, während die Zehen alle gleichmäßig Kontakt zum Boden behalten, langsam über die Außenkante die Füße wieder absenken.

Aus einer Standposition abwechselnd mit einem Fuß alle Zehen in den Boden krallen und in einer raupenhaften Bewegung den Fuß über den Boden wandern lassen. Danach mit den Zehen des anderen Fußes den Boden krallen und etwas nach vorne rutschen. Dies mehrmals wiederholen, bis eine kleine Strecke auf dem Boden zurückgelegt wurde.

Ausgangsposition: Im Sitzen auf dem Boden das linke Bein anbeugen und die Finger zwischen die Zehen schieben, sodass sich Hand und Fuß miteinander verschränken.

Durch Druck der Finger wird der Abstand zwischen den Zehen vergrößert. Die linke Hand beginnt, den Fuß kreisend zu bewegen und wechselt zwischendurch öfter die Richtung.

Beckenbodenübungen

Die meisten Probleme der Beckenbodenmuskulatur entstehen durch dauerhafte Fehlbelastung. Oft sind sie aber auch nach Schwangerschaft und Geburt geschwächt und es kann dann eine Stressinkontinenz auftreten. Das bedeutet, dass beim Husten, Niesen, Lachen oder bei körperlicher Anstrengung tröpfchenweise Urin verloren geht. Schätzungsweise leidet ein Drittel aller Mütter kurz nach der Geburt unter Stressinkontinenz. Um dies zu vermeiden, kann man den Schwangeren den Tipp geben, beim Niesen den Kopf auf die Seite zu drehen. Dadurch wird der Beckenboden nicht mehr direkt belastet.

Bridging

Ausgangsposition: Rückenlage, die Beine sind lang ausgestreckt. Die Arme ruhen bequem neben dem Körper, der Kopf ist mittig und der Nacken ist lang.

Einatmen: Den rechten Fuß über den linken kreuzen.

Ausatmen: Die Füße fest zusammenpressen. Zuerst die Spannung nur leicht aufbauen. Bei mehrmaligem Üben und größerer Sicherheit in der Ansteuerung des Beckenbodens spannt sich auch Gesäß-, Bauch- und Oberschenkelmuskulatur an. Möglicherweise heben sich sogar Gesäß und Oberschenkel leicht von der Matte.

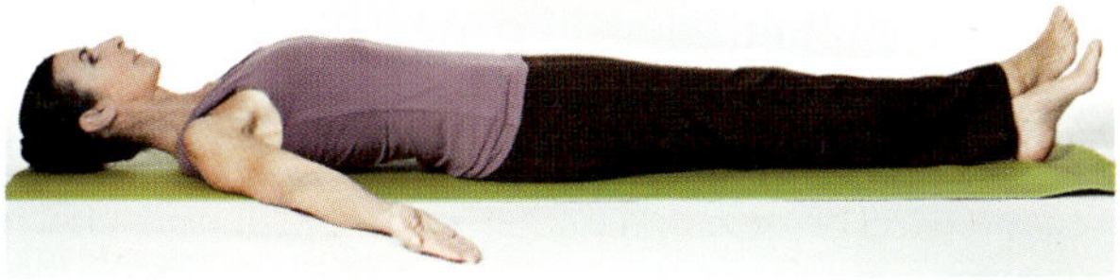

Ausgangsposition

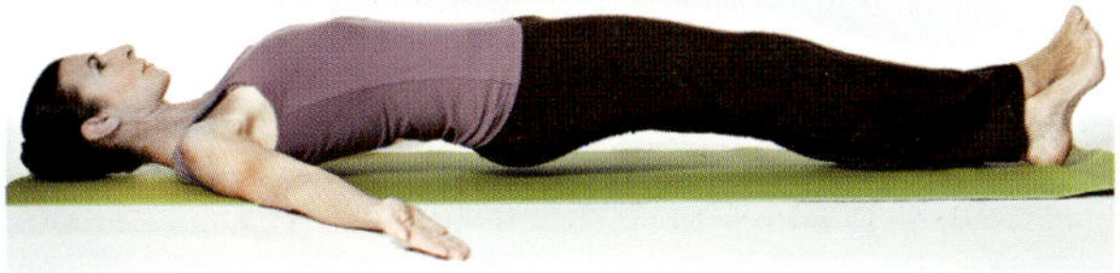

Angespannt

Bridging I

Ausgangsposition: In Rückenlage mit aufgestellten Beinen, die Arme sind in einer U-Form zum Kopfende abgelegt. Der Kopf ist mittig und der Nacken lang.

Einatmen: Die Handrücken und Ellbogen in die Unterlage drücken und den Oberkörper in Richtung Decke wölben, das Kinn zieht zum Brustbein, der Hinterkopf drückt ebenfalls in die Matte hinein.

Ausatmen: Den Beckenboden sanft aktivieren und die Zehen heben, bis nur noch die Fersen in den Boden drücken.

Einatmen: Wieder loslassen.

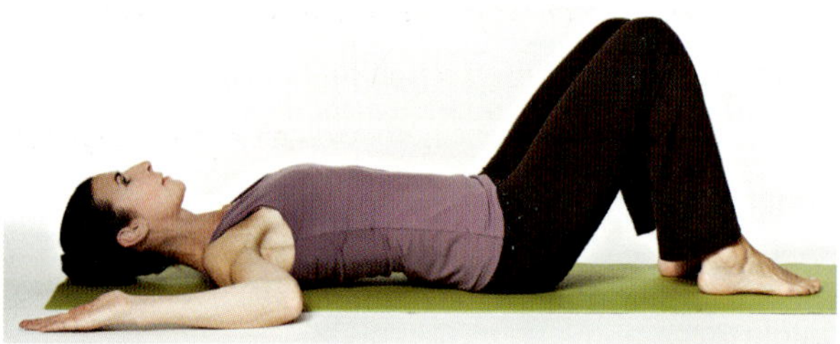

Ausgangsposition

Bridging II

Ausgangsposition: In der Rückenlage mit aufgestellten Beinen, die Arme in einer U-Form zum Kopfende ablegen. Der Kopf ist mittig und der Nacken lang.

Einatmen: Die Handrücken und Ellbogen des linken Arms in die Unterlage drücken, das linke Bein angebeugt nach oben ziehen, bis das Knie über dem Hüftgelenk steht. Die rechte Hand lösen und gegen die Innenseite des linken Knies legen.

Ausatmen: Mit der rechten Hand Druck geben und den linken Fuß anheben, bis nur noch die Ferse in den Boden drückt.

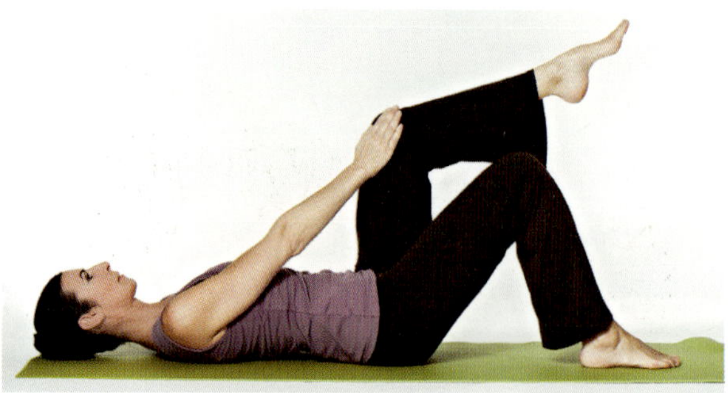

Ausgangsposition

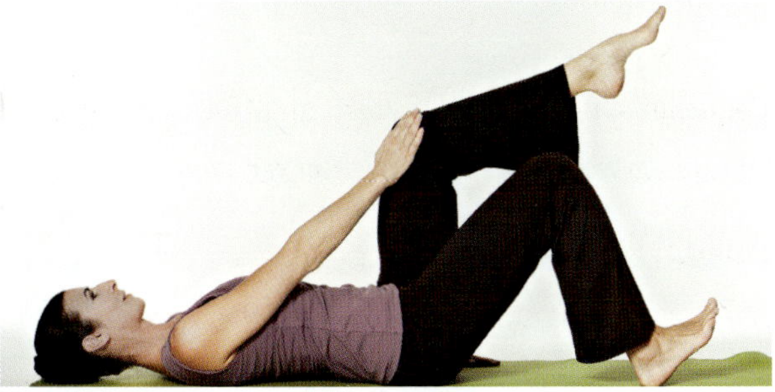

Endposition

Bridging III

Ausgangsposition: In der Rückenlage mit aufgestellten Beinen, zwischen den Knien ist ein mindestens faustgroßer Abstand. Die Arme liegen dicht am Körper und die Fingerspitzen ziehen zum Fußende der Matte oder die Arme sind in U-Form abgelegt. Der Nacken ist lang und bei dieser Übung bleibt der Kopf die ganze Zeit mittig abgelegt, damit die Halswirbelsäule entlastet bleibt.

Einatmen: Langsam Wirbel für Wirbel nach oben rollen, bis das Becken in der Luft ist und die Schultern fest in die Unterlage drücken.

Ausatmen: Den Beckenboden sanft aktivieren und das Becken kreisen lassen.

Einatmen: Halten.

Ausatmen: In die andere Richtung kreisen.

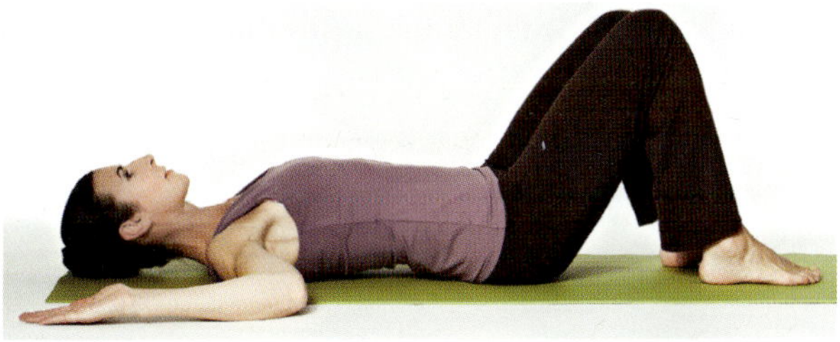

Ausgangsposition

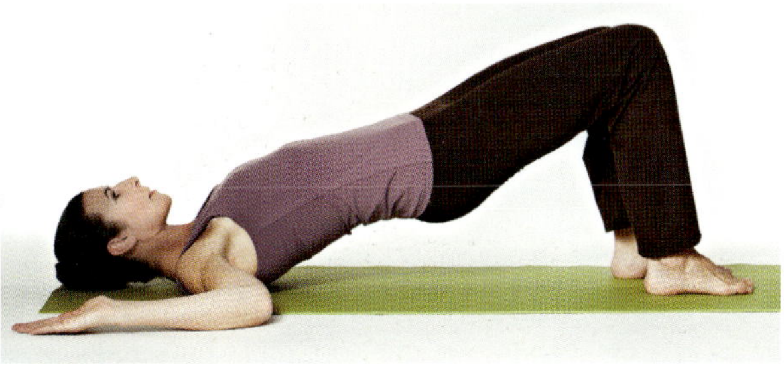

Endposition

Bridging IV

Diese Übung ist schon etwas herausfordernder als die anderen Varianten und sollte erst zu einem späteren Zeitpunkt geübt werden. Um sie leichter auszuprobieren, kann zuerst immer ein Ball zwischen die Knie geklemmt werden. So ist die Ansteuerung des Beckenbodens einfacher.

Ausgangsposition: In der Rückenlage mit aufgestellten Beinen, zwischen den Knien ist ein mindestens faustgroßer Abstand. Die Arme liegen dicht am Körper und die Fingerspitzen ziehen zum Fußende der Matte. Der Nacken ist lang und bei dieser Übung bleibt der Kopf die ganze Zeit mittig abgelegt, damit die Halswirbelsäule entlastet bleibt.

Einatmen: Langsam Wirbel für Wirbel nach oben rollen, bis das Becken in der Luft schwebt und die Schulterblätter guten Kontakt mit der Matte haben.

Ausatmen: Den linken Fuß fest in die Matte drücken, den Beckenboden aktivieren und das rechte Bein in Verlängerung ausstrecken. Die Knie sind parallel zueinander und können etwas zusammengedrückt werden.

Einatmen: Das rechte Bein wieder abstellen.

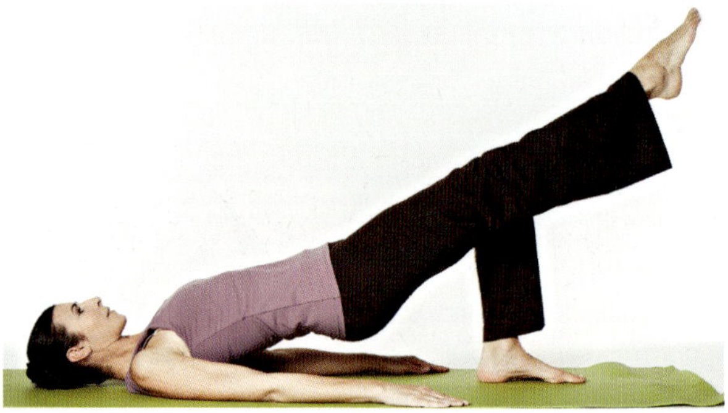

Brücke mit gestrecktem Bein

Hip Rolls I

Ausgangsposition: In der Rückenlage, beide Beine sind angebeugt und die Arme auf Schulterhöhe ausgebreitet. Die Füße und Knie sind geschlossen und berühren sich leicht.

Einatmen: Den Brustkorb in die Matte sinken lassen.

Ausatmen: Die Knie zusammendrücken und langsam etwas auf die rechte Seite sinken lassen, der Kopf dreht nach links.

Einatmen: Wieder in die Mitte zurückkehren.

Ausatmen: Etwas Druck gegen die Knie geben und die Beine etwas auf die linke Seite sinken lassen, während der Kopf nach rechts dreht.

Das Gleiche zur anderen Seite wiederholen.

Hip Rolls II

Ausgangsposition: In der Rückenlage das rechte Bein anbeugen und den Fuß an die Innenseite des linken Beins setzen. Die Arme sind auf Schulterhöhe weit zur Seite aus gebreitet, der Kopf ist mittig abgelegt und der Nacken lang gestreckt.

Einatmen: Eine leichte Längsspannung aufbauen.

Ausatmen: Den Beckenboden sanft aktivieren und das rechte Bein über das linke gestreckte Bein in Richtung Boden führen, die Schultern behalten dabei einen guten Kontakt mit der Matte.

Einatmen: Kontrolliert wieder zurückkehren und das rechte Bein auf dem Boden ausstrecken.

Das Gleiche zur anderen Seite wiederholen.

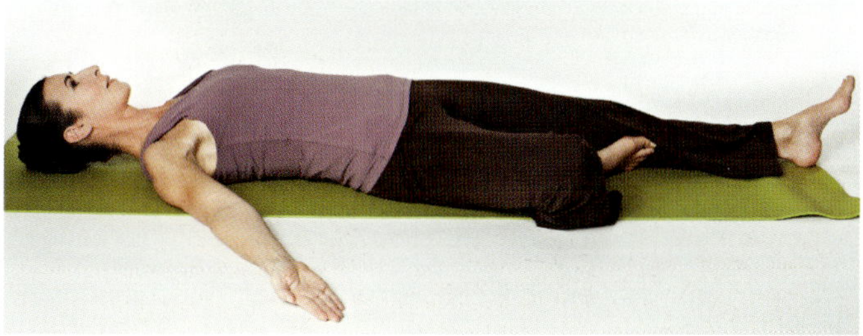

Ausgangsposition

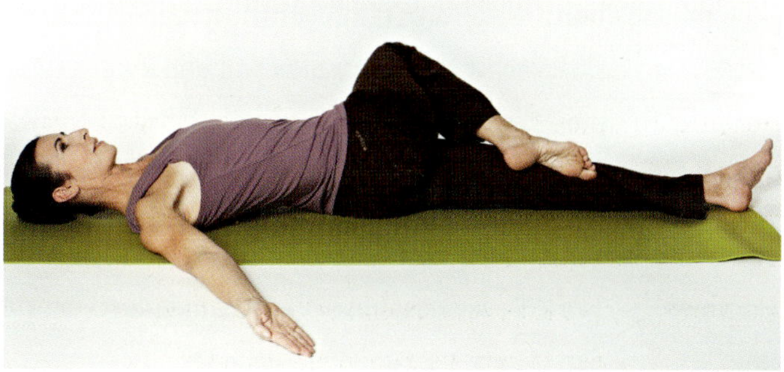

Seitdrehung

Hip Rolls III

Die gleiche Bewegungsausführung wie bei Hip Rolls II, jedoch wird das rechte Bein nach oben in die Luft gestreckt.

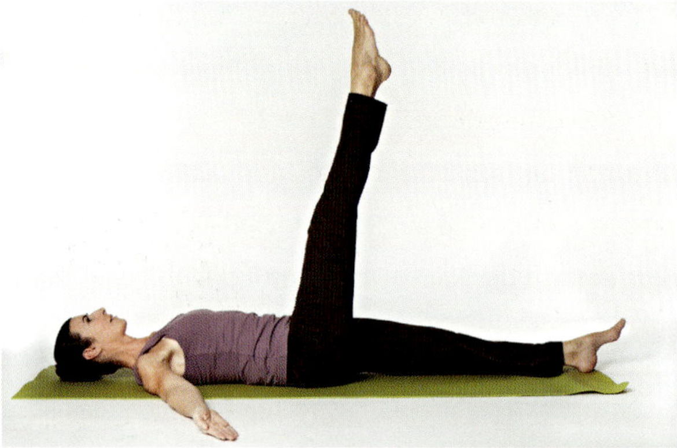

Ausgangsposition

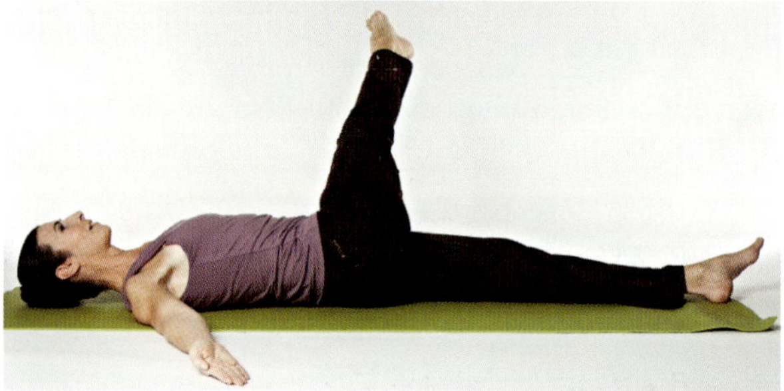

Endposition

Hip Rolls IV

Diese Variante ist wieder anspruchsvoller als die vorangegangenen und lässt sich leichter üben, wenn sich ein Ball oder ein Handtuch zwischen den Knien befindet.

Ausgangsposition: Rückenlage, die Beine sind angebeugt und die Füße auf dem Boden aufgesetzt. Das Becken ist neutral ausgerichtet und unter der Lendenwirbelsäule ist ein kleines Luftpolster. Die Knie haben einen ungefähr faustgroßen Abstand zueinander und die Oberschenkel sind parallel. Die Arme können zur Stabilisation etwas breiter abgelegt sein und die Handflächen drücken in den Boden.

Einatmen: In die Seiten des Brustkorbs einatmen und die Flanken in die Matte fließen lassen.

Ausatmen: Das Powerhouse sanft aktivieren, um das Becken zu stabilisieren, nacheinander einen Fuß nach dem anderen vom Boden lösen und die Beine in eine angebeugte Position bringen.

Einatmen: Längsspannung aufbauen und halten.

Ausatmen: Die Knie bleiben in der Mitte, während die Füße nach außen und schräg nach unten sinken.

Einatmen: Wieder in die Mitte zurückkehren.

Ausatmen: Auf die andere Seite drehen.

Ziel: Rumpfstabilisation, Kräftigung der schrägen Bauchmuskulatur

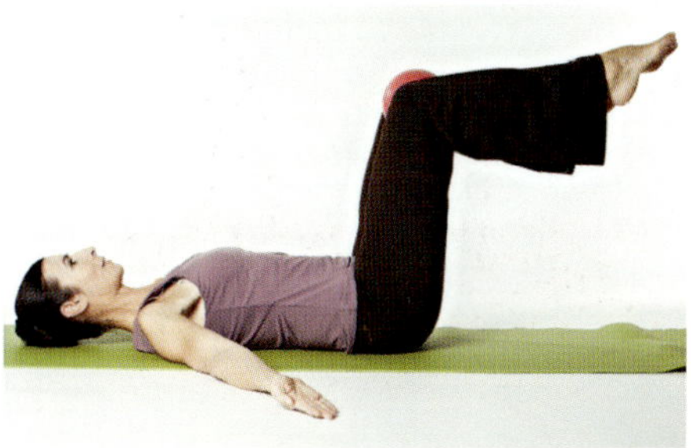

Ausgangsposition, Beine angebeugt

Leg Lift I

Ausgangsposition: In der Rückenlage die Beine lang strecken und die Zehenspitzen in Richtung Kopf heranziehen. Die Arme liegen auf dem Boden lang gestreckt und haben etwas Abstand zum Körper, das Kinn sinkt leicht zum Brustbein.

Einatmen: Den Schultergürtel und die Arme fest in die Matte drücken.

Ausatmen: Die Körperspannung aktivierien und das rechte Bein maximal 10 cm vom Boden heben.

Einatmen: Wieder sinken lassen.

Das Gleiche zur anderen Seite wiederholen.

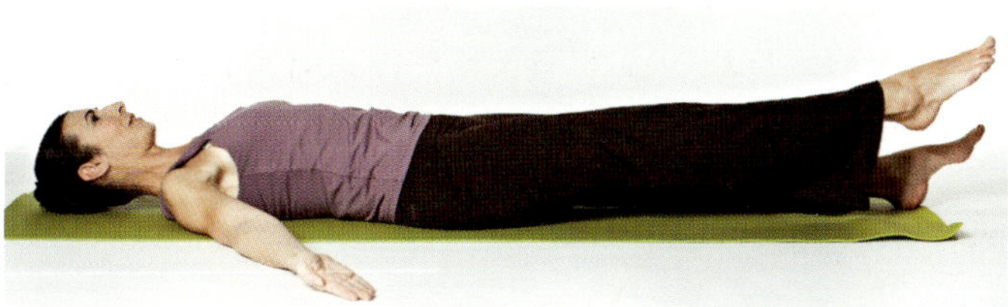

Bein gehoben

Star I

Ausgangsposition: In der Bauchlage liegt ein großes, zusammengerolltes Handtuch unter dem Bauch und ein flaches unter dem Kopf. Die Stirn ist entweder auf dem Kissen abgelegt oder ruht auf den angewinkelten Armen.

Einatmen: Das rechte Bein über das linke legen, die Fußgelenke sind übereinander.

Ausatmen: Die Füße gegeneinanderdrücken, dadurch strecken sich die Beine noch etwas mehr und die Beckenboden- und Gesäßmuskulatur spannt sich an.

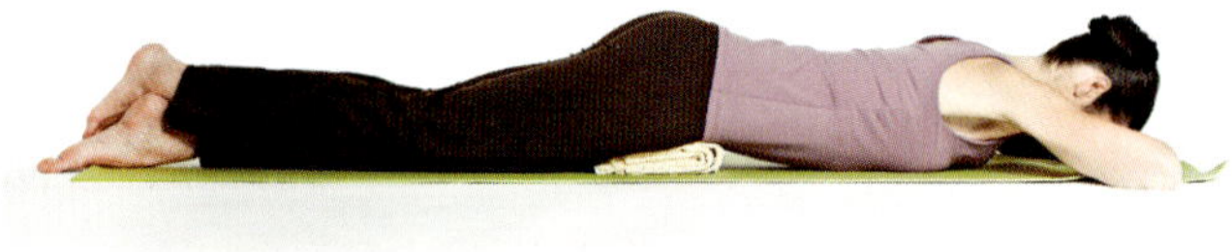

Bauchlage, Beine über Kreuz

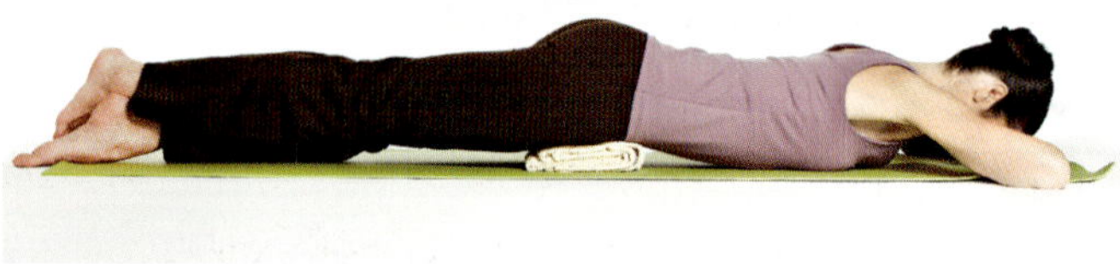

Endposition

Star II

Ausgangsposition: In der Bauchlage liegt ein großes, zusammengerolltes Handtuch unter dem Bauch, falls es dadurch angenehmer wird. Die Stirn ist entweder auf dem Kissen abgelegt oder ruht auf den angewinkelten Armen.

Einatmen: Die Längsspannung aufbauen und halten.

Ausatmen: Den Beckenboden sanft aktivieren und das rechte Bein aus der Hüfte heraus lang nach hinten schieben und leicht anheben. Dabei bleibt der Bauchnabel nach innen gezogen und das Becken bleibt stabil.

Einatmen: Das Bein wieder sinken lassen.

Das Gleiche zur anderen Seite wiederholen.

10

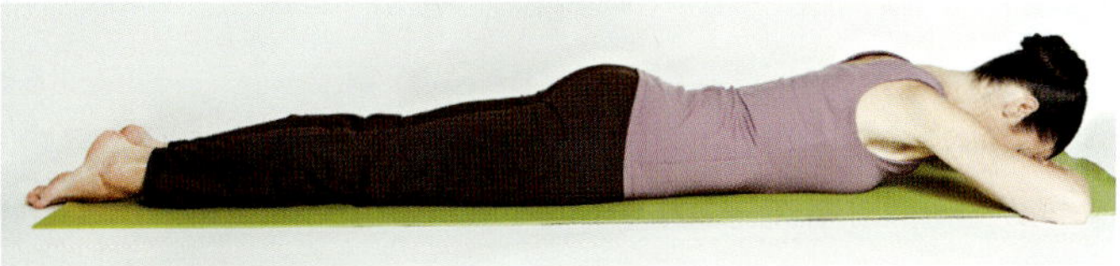
Ausgangsposition

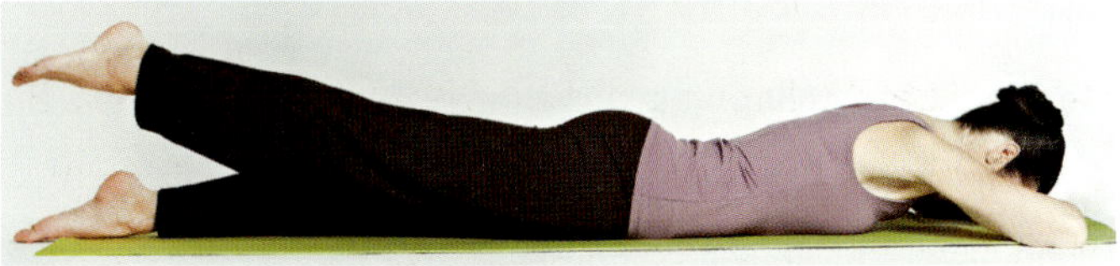
Endposition

Star III

Ausgangsposition: In der Bauchlage liegt möglicherweise ein großes, zusammengerolltes Handtuch unter dem Bauch, falls es dadurch angenehmer wird. Die Stirn ist entweder auf der Matte abgelegt oder ruht auf den angewinkelten Armen.

Einatmen:	Die Längsspannung aufbauen und halten.
Ausatmen:	Den Beckenboden sanft aktivieren und das rechte Bein aus der Hüfte heraus lang nach hinten schieben und leicht anheben. Dabei bleibt der Bauchnabel nach innen gezogen und das Becken bleibt stabil.
Einatmen:	Das Bein in der Schwebe halten.
Ausatmen:	Den linken Arm aus dem Schultergelenk heraus in die Länge schieben und dann anheben. In der Vorstellung verbindet ein Gummiband die Fingerspitzen mit den Zehenspitzen.
Einatmen:	Arm und Bein wieder sinken lassen.

Das Gleiche zur anderen Seite wiederholen.

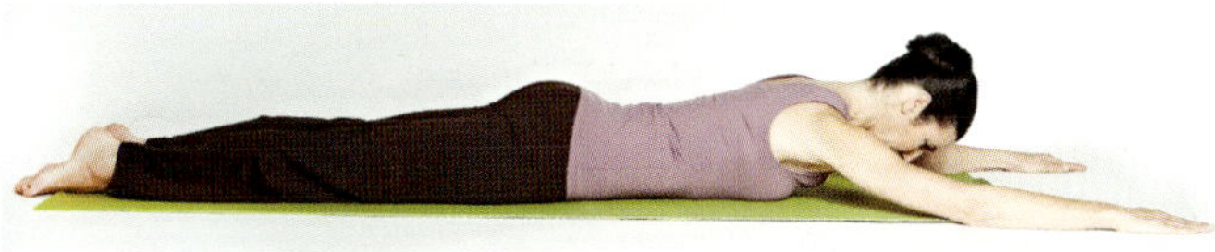
Ausgangsposition

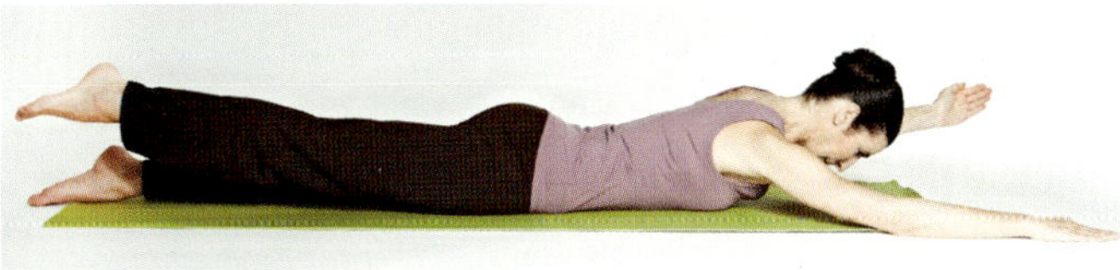
Endposition

Cat Stretch

Ausgangsposition: In der Kindeshaltung als kleines Päckchen den Oberkörper auf die leicht geöffneten Oberschenkel ablegen. Die Arme sind weit nach vorne gestreckt, die Hände ruhen auf dem Boden. Die Stirn sinkt zum Boden.

Einatmen: Den Rücken zu einem großen Katzbuckel runden, die Nasenspitze zieht zu den Knien.

Ausatmen: Den Beckenboden sanft aktivieren und Wirbel für Wirbel nach oben rollen, die Hände rutschen über die Matte an den Körper heran.

Einatmen: Die Arme in einem großen Bogen über die Seite anheben und nach vorne auf dem Boden wieder ablegen.

Ausatmen: Den Oberkörper wieder nach vorne sinken lassen, bis er in der Ausgangsposition angekommen ist.

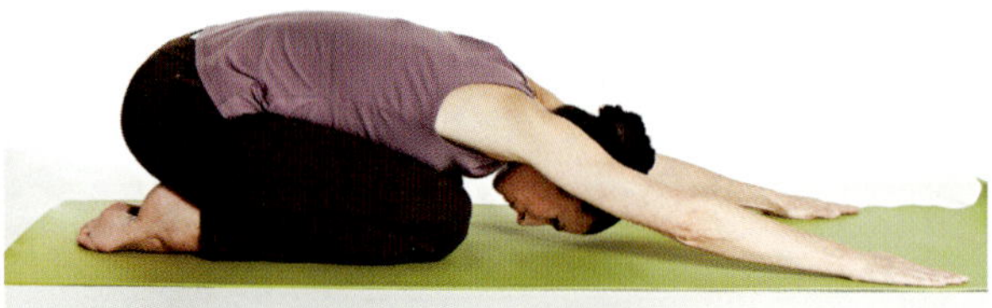

Ausgangsposition

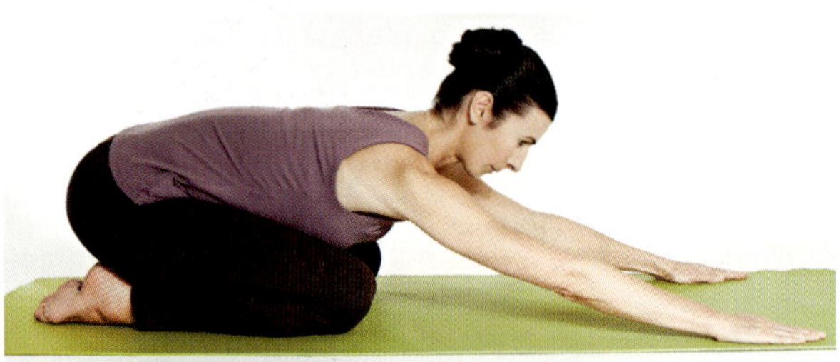

Endposition

Übungen zur Kräftigung der Brustmuskulatur

Die Brust selbst besteht aus Drüsengewebe (zur Produktion der Milch), aus Bindegewebe (gibt Halt) und aus Fettgewebe (zum Schutz der empfindlichen Milchdrüsen vor Stößen). Darunter liegt der Brustmuskel, den es zu stärken gilt. Besonders durch das Stillen wird das Gewebe strapaziert und kräftigende Übungen sind angezeigt.

Twist I

Ausgangsposition: Im Sitzen auf dem Boden oder etwas erhöht auf einer Decke. Das Becken ist neutral aufgerichtet, die Wirbelsäule in Verlängerung, der Kopf schwebt in Richtung Decke. Die Arme sind gebeugt und die Hände ungefähr auf Höhe des Magens in einer Gebetshaltung gegeneinandergesetzt.

Die einfachste Position, um den Beckenboden zu aktivieren, ist der Langsitz oder der Fersensitz.

Einatmen: Längsspannung aufbauen und halten.

Ausatmen: Druck in die Hände geben und sie in dieser Position lassen, der Oberkörper dreht nach rechts.

Einatmen: Wieder zurückkehren.

Ausatmen: Das Gleiche auf der anderen Seite wiederholen.

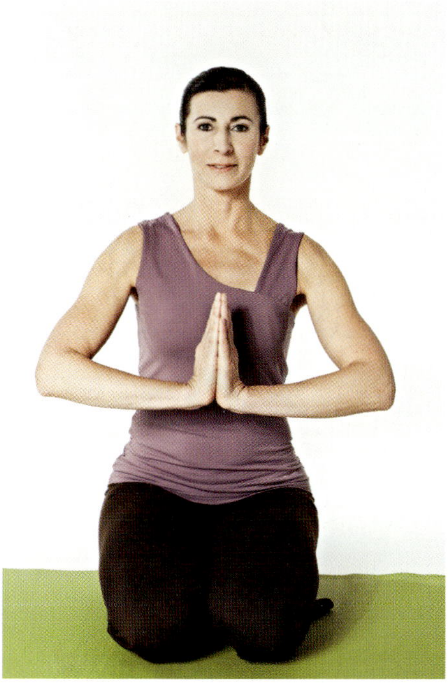

Ausgangsposition

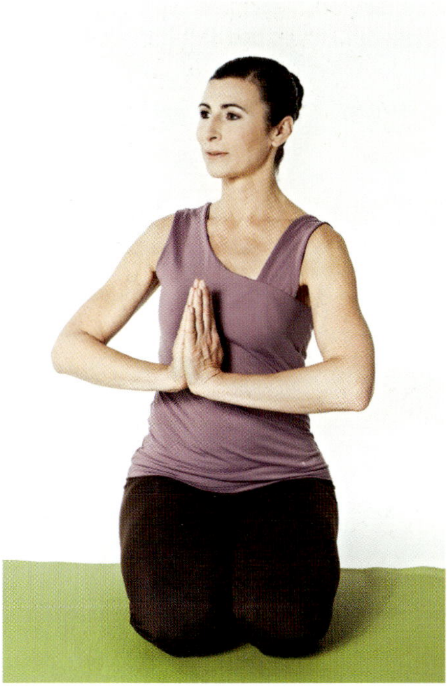

Endposition

Twist II

Ausgangposition: Im Sitzen auf dem Boden oder etwas erhöht. Das Becken ist neutral aufgerichtet, die Wirbelsäule in Verlängerung, der Kopf schwebt in Richtung Decke. Die Arme sind gebeugt und die Hände ungefähr auf Höhe des Magens verhakt.

Einatmen: Längsspannung aufbauen und halten.

Ausatmen: Zug in die Hände geben und die Ellbogen gleichzeitig nach rechts und links schieben, der Oberkörper dreht nach rechts.

Einatmen: Wieder zurückkehren.

Ausatmen: Zug in die verhakten Hände geben und den Oberkörper nach links drehen.

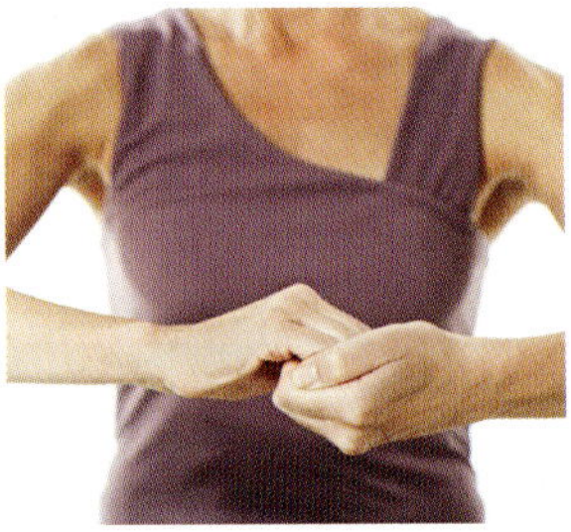

Hände verhaken

Push-up

Ausgangposition: Mit dem Gesicht zu einer Wand oder Tür stehen. Die Arme leicht nach vorne strecken und etwas unter Höhe der Schultern die Hände gegen die Wand setzen. Zwischen den Händen ist ein großer Abstand.

Einatmen: Mit den Füßen ein wenig zurückwandern, sodass der Körper eine leichte Schräglage bekommt.

Ausatmen: Den Beckenboden sanft aktivieren, die Ellbogen beugen und zur Seite schieben, die Schultern bleiben weit weg von den Ohren und der Abstand zwischen den Schulterblättern bleibt gleich.

Einatmen: Wieder zurück in die Ausgangsposition.

Trizeps Push-up seitlich

Ausgangsposition: In der Seitlage sind die Beine bequem angebeugt. Den oberen Arm in Richtung Decke strecken, den unteren Arm um den Brustkorb herumschlingen. Danach den oberen Arm sinken lassen und die Hand vor dem Oberkörper auf die Matte setzen. Beide Schultern sind weit weg von den Ohren.

Einatmen: Grundspannung aufbauen.

Ausatmen: Die Schultern zum Beckenkamm schieben, Druck in die Hand geben und den Oberkörper etwas von der Matte heben.

Einatmen: Wieder auf die Matte zurückkehren.

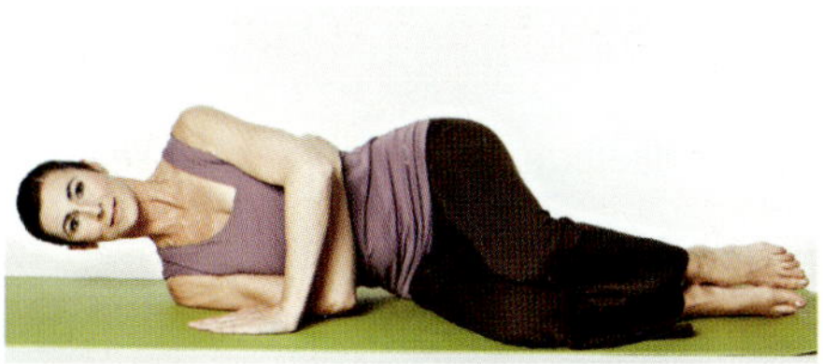

Ausgangsposition

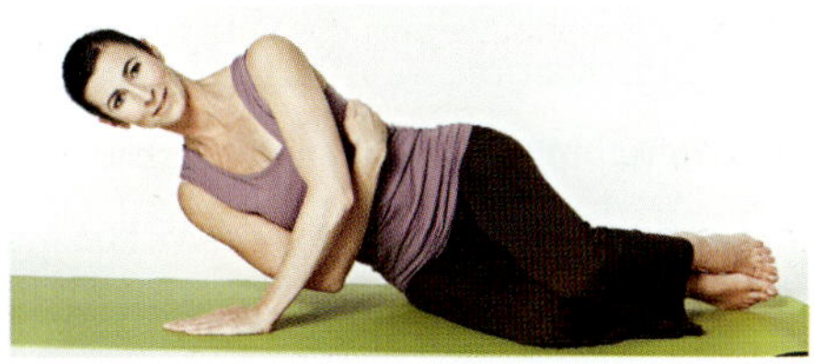

Endposition

Swan

Ausgangsposition: In der Bauchlage mit lang gestreckten Beinen. Die Arme sind gebeugt, die Hände unter den Schultern, die Ellbogen dicht am Körper. Der Nacken ist lang und der Kopf in Verlängerung. Die Stirn schwebt über der Matte.

Einatmen: Längsspannung aufbauen.

Ausatmen: Beckenboden sanft aktivieren, Druck auf die Hände geben, die Schultern zum Beckenkamm schieben, den Oberkörper anheben und strecken. Der Bauchnabel bleibt in Richtung Wirbelsäule gesogen, der Brustkorb behält die Anbindung zum Beckenkamm.

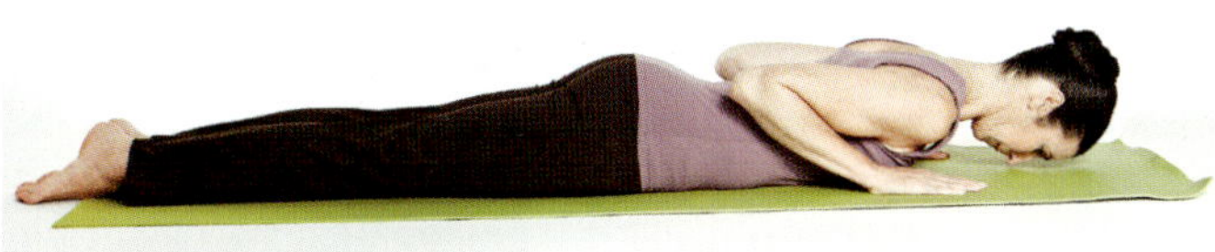

Ausgangsposition

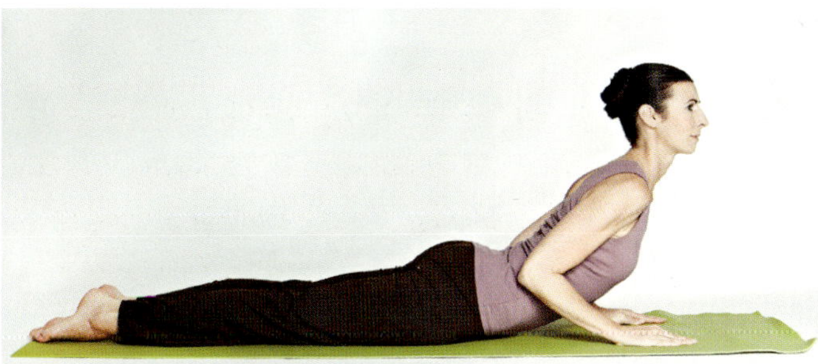

Endposition

Leg Pull Front

Diese Übung sollte erst zu einem Zeitpunkt geübt werden, ab dem die Bauchdecke sich wieder ganz geschlossen hat und alle Vorübungen sicher absolviert worden sind.

Ausgangsposition: Vierfüßlerposition, die Hände oder die Unterarme sind auf der Matte schulterbreit aufgesetzt. Wenn die Unterarme abgelegt sind, ist es kraftvoller und entlastet die Handgelenke. Die Wirbelsäule ist neutral ausgerichtet, die Knie befinden sich unter den Hüftgelenken.

Einatmen: Leichte Längsspannung aufbauen.

Ausatmen: Das Powerhouse aktivieren, Druck auf die Hände oder die Unterarmen geben und die Knie vom Boden heben. Dabei auf die Anbindung von Brustkorb und Beckenkamm achten.

Einatmen: Die Knie nach rechts drehen.

Ausatmen: In die Mitte zurückkehren.

Einatmen: Die Knie leicht nach links drehen.

Ausatmen: Zurückkehren.

Einatmen: Die Knie sinken lassen.

Ziel: Kräftigung der Rumpfmuskulatur, Schultergürtelorganisation, der schrägen Bauchmuskulatur

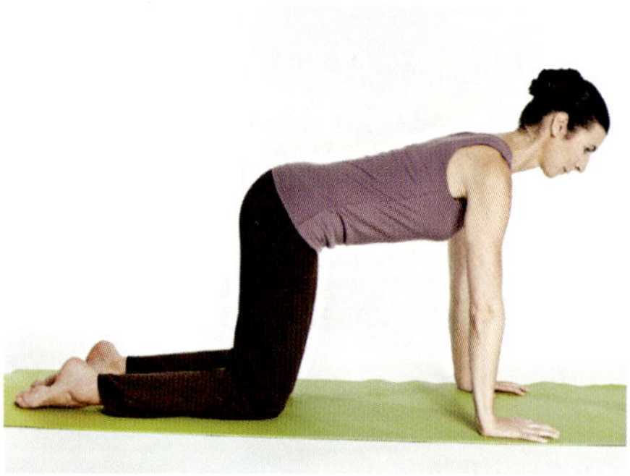

Ausgangsposition

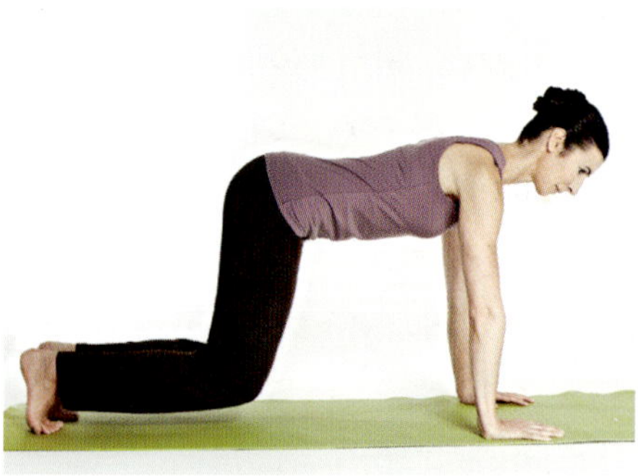

Heben

Übungen bei Rektusdiastase

Natürlicherweise trennen sich die beiden Stränge des geraden Bauchmuskels an der Linea alba im Laufe der Schwangerschaft, um dem Kind und den Organen mehr Platz zu verschaffen. Nach der Geburt beginnt sich diese jedoch schon schnell wieder zu schließen und nach wenigen Tagen sollte eine Kontrolle nur noch ungefähr einen 1-2 Finger breiten Spalt spüren lassen.

Test

In der Rückenlage die Beine aufstellen. Wenn der Kopf angehoben wird, spannt sich dadurch automatisch die Bauchmuskulatur an, dann kann durch sanften Fingerdruck ertastet werden, wo und wie tief die Furche ist.

Konsequenz für die Praxis

Solange noch eine Rektusdiastase vorhanden ist, sollte auf jeden Fall vermieden werden, dass die geraden Bauchmuskeln zu stark aktiviert werden. Der Kopf bleibt also bei den Übungen auf jeden Fall immer in der Rückenlage am Boden. Des Weiteren sind zu intensive Bauchmuskelübungen zu vermeiden, sowie auch zu schweres Heben und Tragen. Überstreckungen und Rückbeugen sind ebenfalls kontraproduktiv.

Bei einer Spontangeburt ist es gut möglich, dass sich die Linea alba wieder ganz schließt, während bei Kaiserschnittgebärenden aufgrund der Vernarbung des Gewebes möglicherweise eine Unterteilung der beiden Muskelstränge des Rectus abdominus erhalten bleibt.

Übungen zur Bauchmassage bei Rectus diastase

Die Bauchmassage eignet sich auch als Einstiegsübung vor dem sanften Training und trägt dazu bei, dass die Rektusdiastase beim Schließen unterstützt wird. Zu Hause kann die Teilnehmerin dies auch teilweise unbekleidet mit Massageöl (z. B. Mandelöl von Weleda) ausprobieren. Möglicherweise übernimmt sogar der Partner die Massage, sodass ein noch größerer Entspannungseffekt eintreten kann.

Die Kreise

Die Hände sollten auf jeden Fall angewärmt werden, bevor die Massage beginnt. Als Erstes beschreiben die Hände, oberhalb und unterhalb des Bauchnabels beginnend, Kreise, die sich langsam nach oben und unten vergrößern. Eine Hand hält dabei immer Kontakt, während die andere beim Kreuzen der Arme abgehoben wird.

Die untergehende Sonne

Die Hände streichen abwechselnd in Strahlenform von außen in Richtung Bauchnabel.

Die aufgehende Sonne

Die Hände ziehen wechselweise vom Bauchnabel aus nach außen.

Das Kneten

Die rechte Hand liegt auf dem Rippenbogen, die linke Hand liegt über dem linken vorderen Beckenkamm. Beide Hände beginnen gleichzeitig, über den Bauch zu streichen. Beginnt man auf diese Weise, wird dadurch gleichzeitig auch die Darmperistaltik sanft unterstützt, die in der ersten Zeit nach der Geburt vielleicht noch etwas träge und verlangsamt ist. Nach einer Zeit wird dann die Handposition gewechselt.

Zum Abschluss können die kreisenden Bewegungen wiederholt werden, sowie auch zwischen den anderen Übungen jeweils stattfinden.

ANHANG

Übungsregister

Bauchlage

Beckenbodenansteuerung

Beckenbodenübungen

Brustmuskulaturkräftigung

Kniestand

Lunge Position

Mobilisationen

Pezziball

Redondoball

Rolle

Rückenlage

Schultermobilisation

Seitlage

Sitz

Stand

Thera-Band®

Vierfüßlerstand

Literaturliste

- Albrecht, K. (2003). *Körperhaltung. Haltungskorrektur und Stabilität in Training und Alltag.* Karl F. Haug Verlag, Stuttgart.
- Bloemeke, V. J. (2002). *Alles rund ums Wochenbett.* Koesel Verlag, München.
- Bloss, Prof. Dr. H. A., Wolff, Ch. & Bloss, Ch. (2006). *Gesund mit Pilates.* Knaur Ratgeber Verlage.
- Calais-Germain, B. (1999). *Anatomie der Bewegung.* Fourier Verlag, Wiesbaden.
- Franklin, E. N. (2003). *Befreite Körper. Das Handbuch zur imaginativen Bewegungspädagogik.* VAK Verlag, Kirchzarten bei Freiburg.
- Freedman, F. B. (2004). *Yoga in der Schwangerschaft.* Dorling Kindersley, London.
- Feldenkrais, M. (1968). *Bewußtheit durch Bewegung.* Suhrkamp Verlag, Frankfurt.
- Geweniger, V &. Bohlander, A. (2012). *Das Pilates-Lehrbuch. Matten- und Geräteübungen für Prävention und Rehabilitation.* Springer-Verlag, Berlin.
- Herdman, A. (2004). *Pilates einfach und wirksam.* Rowohlt Verlag, Reinbek bei Hamburg.
- Kitchenham-Pec, S. & Bopp, A. (1997). *Beckenbodentraining. Beckenbodenprobleme und ihre Behandlung. Mit genauer Anleitung zur Beckenbodengymnastik.* Georg Thieme Verlag, Stuttgart.
- Klein, M. & Weber, M. (1998). *Das tut mir gut nach der Geburt. Rückbildung und Neufindung: Wie Mütter ihr Wohlbefinden stärken können.* Rowohlt Verlag.
- Lodes, H. (1985). *Atme richtig. Der Schlüssel zu Gesundheit und Ausgegglichenheit.* Goldmann Verlag, München.
- Robinson, L. & Thomson, G. (2005). *Pilates Work-out. Figur nach Maß.* Wilhelm Goldmann Verlag, München.
- Siebert, U. (2007). *Pilates in der Schwangerschaft.* Meyer & Meyer Verlag, Aachen.
- Ungaro, A. (2002). *Pilates. Die Trainingsmethode für mehr Balance und Beweglichkeit.* Dorling Kindersley, London.

Bildnachweis

Alle Fotos: Bérénice Lallemand

Model: Dagrun Trainer

Grafiken Umschlag und Kapitelbeginn: iStockphoto/Thinkstock

Lektorat: Dr. Imrgard Jaeger

Layout, Satz und Umschlaggestaltung: Cornelia Knorr

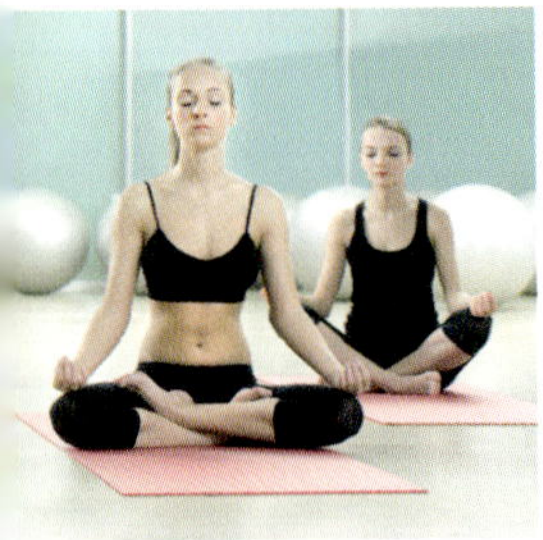

WELLNESS & ENTSPANNUNG

Maren Schwichtenberg

YOGA FÜR EINSTEIGER

ISBN: 978-3-89899-198-8

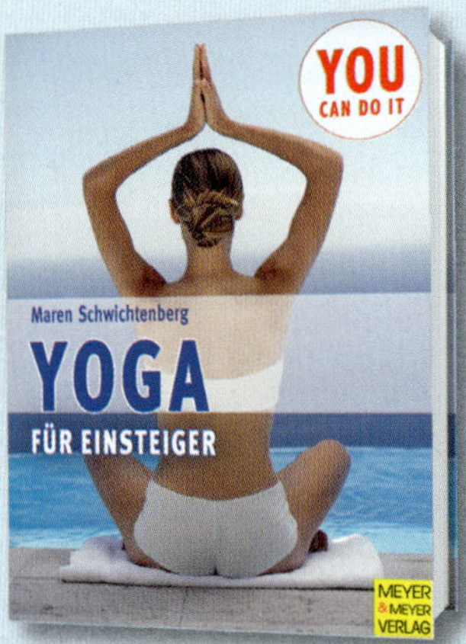

Heide Ecker-Rosendahl

PILATES

ISBN: 978-3-89899-089-9

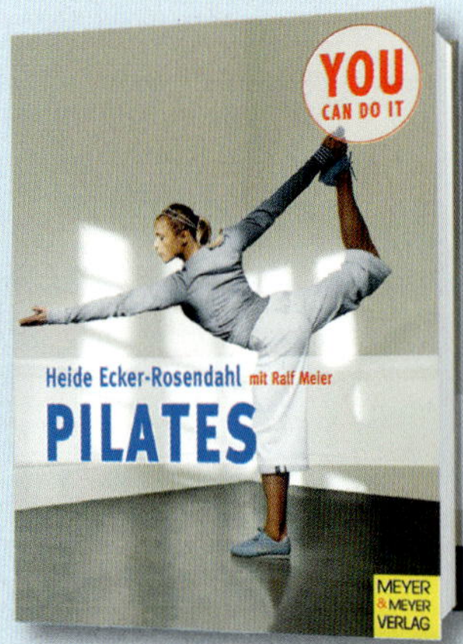

Andrea Schönig,

Klaus und Barabara Moegling

TAI CHI CHUAN

ISBN: 978-3-89899-352-4

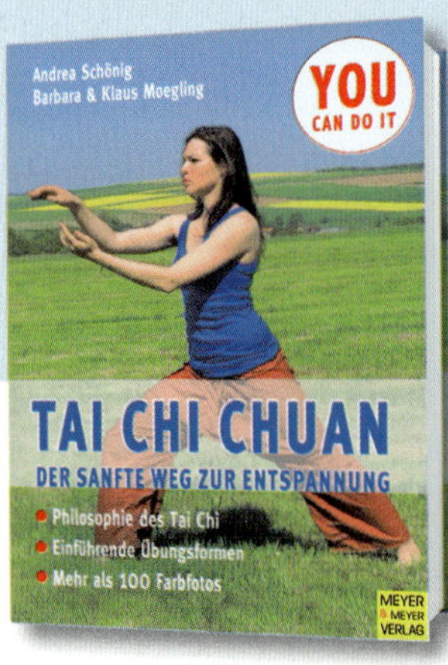

Maren Schwichtenberg & Alexander Jordan

KÖRPERWAHRNEHMUNG UND ENTSPANNUNG

ISBN: 978-3-89124-989-5

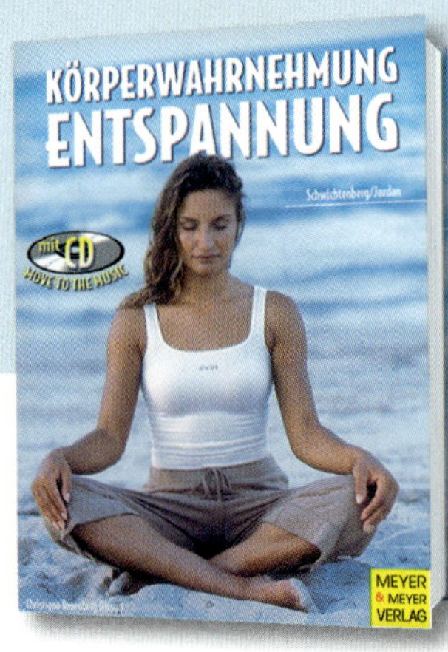

WO SPORT SPASS MACHT

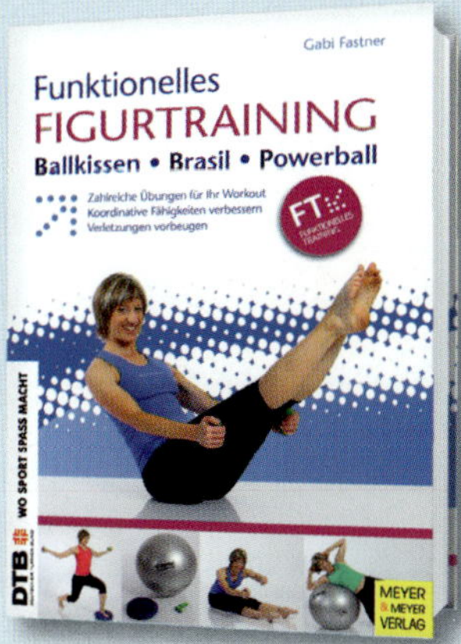

ISBN: 978-3-89899-752-2

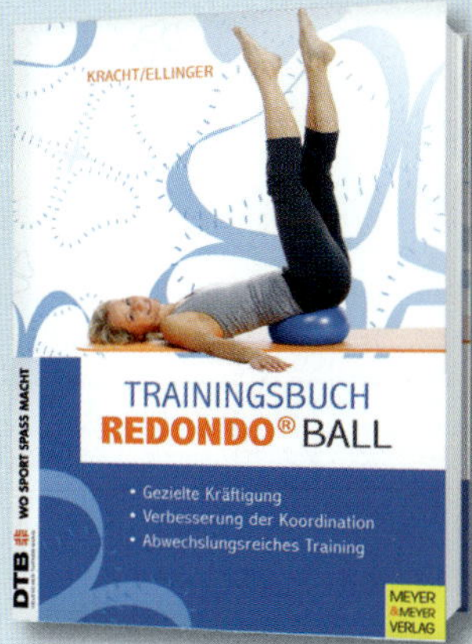

ISBN: 978-3-89899-569-6

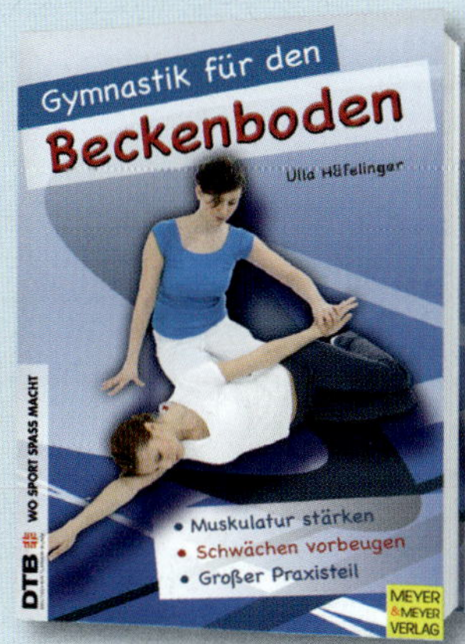

ISBN: 978-3-89899-539-9

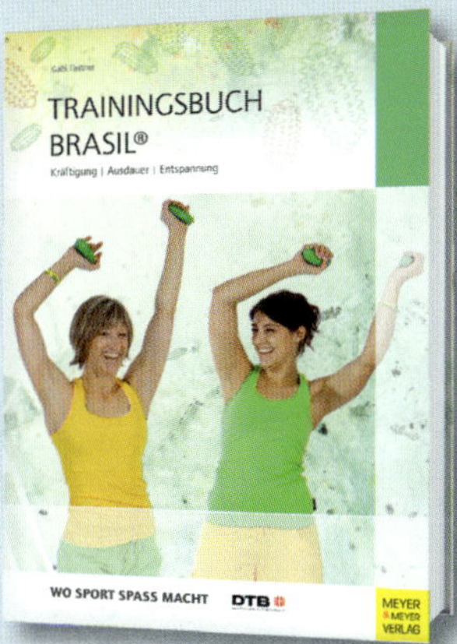

ISBN: 978-3-89899-785-0

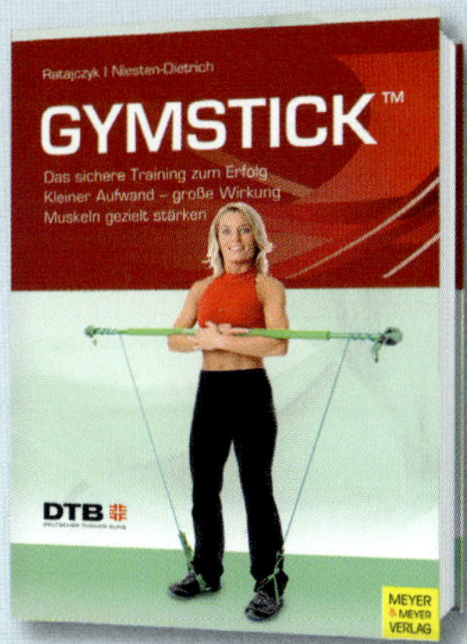

ISBN: 978-3-89899-799-7

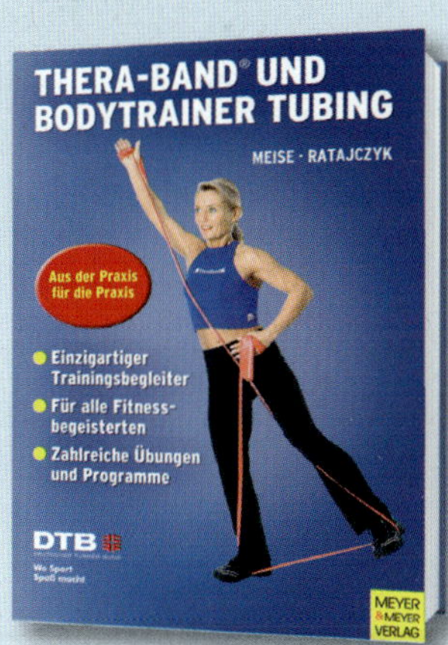

ISBN: 978-3-89899-372-2

MEYER & MEYER
Fachverlag GmbH
Von-Coels-Str. 390
52080 Aachen

Telefon	02 41 - 9 58 10 - 13
Fax	02 41 - 9 58 10 - 10
E-Mail	vertrieb@m-m-sports.com
E-Books	www.aachen-buecher.de

Unsere Bücher erhalten Sie online oder bei Ihrem Buchhändler.

MEYER
& MEYER
VERLAG

Abonnieren Sie unseren kostenlosen Newsletter unter **www.dersportverlag.de**

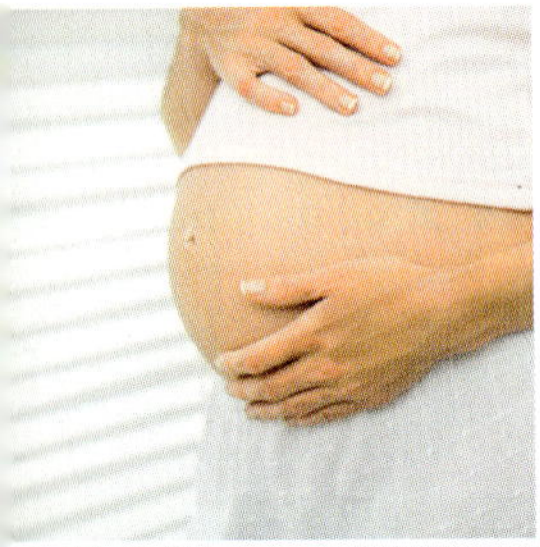

GESUND WÄHREND DER SCHWANGERSCHAFT

Sandra Eberlein

AQUAFITNESS IN DER SCHWANGERSCHAFT

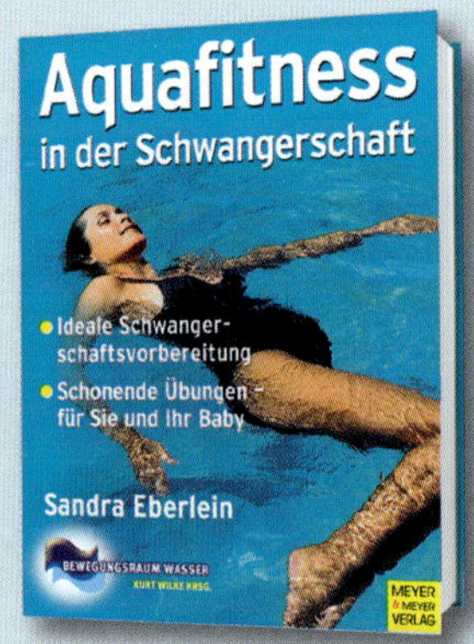

Um in der Schwangerschaft fit zu bleiben, sind die hier vorgestellten Übungen im Bewegungselement Wasser ideal. Neben Informationen zur Schwangerschaft und zum Wasser erfahren Sie, wie Sie gezielt die Beckenbodenmuskulatur stärken.

144 Seiten, 2. Auflage

ISBN 978-3-89899-412-5

€ [D] 14,95

Sonny Klausmann

FIT FÜR 9 MONATE UND DANACH

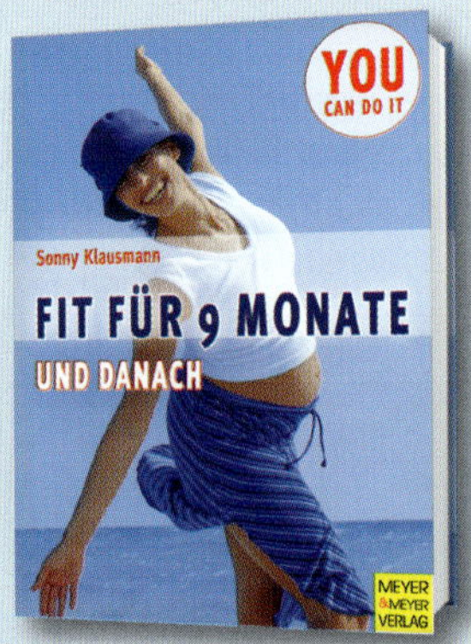

Trotz der enormen Belastung einer Schwangerschaft kann diese Zeit durch ein ganzheitliches Fitnesstraining aktiv gestaltet werden. Optimal dafür ist eine wohldosierte Kombination von Herz-Kreislauf-, Muskeltraining und Entspannung.

168 Seiten, 2. überarbeitete Auflage

ISBN 978-3-89899-293-0

€ [D] 14,95

Preisänderungen vorbehalten und Preisangaben ohne Gewähr! Bild oben links © Jupiterimages /Pixland/ Thinkstock

MEYER & MEYER VERLAG

MEYER & MEYER
Fachverlag GmbH
Von-Coels-Str. 390
52080 Aachen

Telefon 02 41 - 9 58 10 - 13
Fax 02 41 - 9 58 10 - 10
E-Mail vertrieb@m-m-sports.com
E-Books www.aachen-buecher.de

Unsere Bücher erhalten Sie online oder bei Ihrem Buchhändler.